Avances en esclerosis
sistémica
(esclerodermia)

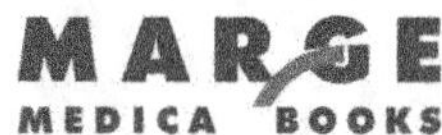

# Avances en esclerosis sistémica (esclerodermia)

*Coordinadores*
Dr. Vicent Fonollosa Pla
Dr. Gerard Espinosa Garriga

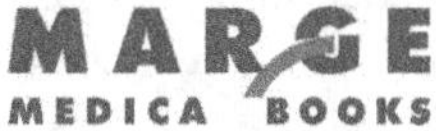

**MARGE** MEDICA BOOKS

*Colección:* AVANCES EN ENFERMEDADES AUTOINMUNES SISTÉMICAS
*Director:* Dr. Ricard Cervera

AVANCES EN ESCLEROSIS SISTÉMICA (ESCLERODERMIA)
*Coordinadores:* Dr. Vicent Fonollosa Pla, Dr. Gerard Espinosa Garriga

1.ª edición 2009

© de esta edición: ICG Marge, SL

*Edita:* Marge Médica Books - València, 558, ático 2.ª - 08026 Barcelona (España)
www.marge.es - Tel. +34-932 449 130 - Fax +34-932 310 865

*Director editorial:* Héctor Soler
*Gestión editorial:* Ana Soto, Laura Matos, Anna Palacios
*Producción editorial:* Estela Serrano, Miguel Ángel Roig
*Colaboración técnica:* Roser Pérez, Albert Roura
*Compaginación:* Mercedes Lara
*Impresión:* Novoprint (Sant Andreu de la Barca, Barcelona)

ISBN: 978-84-92442-47-8
Depósito Legal:

# Índice


**Autores** . . . . . . . . . . . . . . . . . . . . . . . . . . . . . . . . . . . . . . . . . . . . . . . . . . . . . . . . . . . . . . . . . . 13

**Prefacio**
  R. Cervera . . . . . . . . . . . . . . . . . . . . . . . . . . . . . . . . . . . . . . . . . . . . . . . . . . . . . . . . . . . 15

**Prólogo**
  V. Fonollosa Pla y G. Espinosa Garriga . . . . . . . . . . . . . . . . . . . . . . . . . . . . . . . 17

**Capítulo 1** Epidemiología y clasificación de la esclerosis sistémica (esclerodermia)
  C. P. Simeón Aznar, V. Fonollosa Pla y M. Vilardell Tarrés . . . . . . . . . . . . . . 21

**Capítulo 2** Bases genéticas de la esclerosis sistémica (esclerodermia)
  B. Rueda Medina y J. Martín Ibáñez . . . . . . . . . . . . . . . . . . . . . . . . . . . . . . . . . . 41

**Capítulo 3** La vasculopatía esclerodérmica: de la lesión vascular a la fibrosis
  V. Fonollosa Pla, C. P. Simeón Aznar y M. Vilardell Tarrés . . . . . . . . . . . . . . 55

**Capítulo 4** Patogenia de la fibrosis en la esclerosis sistémica (esclerodermia)
  J. J. Alegre Sancho, E. Beltrán Catalán y J. A. Román Iborra . . . . . . . . . . . . . 71

**Capítulo 5** Diagnóstico y tratamiento de la enfermedad vascular periférica
  en la esclerosis sistémica (esclerodermia)
  P. Brito-Zerón, A. Sisó Almirall, A. Bové Boada y M. Ramos-Casals . . . . . . . . 87

**Capítulo 6** Nefropatía esclerodérmica
  G. Espinosa Garriga y M. A. Plasín Rodríguez . . . . . . . . . . . . . . . . . . . . . . . . 103

**Capítulo 7** Hipertensión arterial pulmonar en la esclerosis sistémica
  (esclerodermia)
  J. L. Callejas Rubio, E. Moreno Escobar, P. Martín de la Fuente,
  N. Ortego Centeno . . . . . . . . . . . . . . . . . . . . . . . . . . . . . . . . . . . . . . . . . . . . . . . 117

**Capítulo 8** Enfermedad pulmonar intersticial en la esclerosis sistémica
(esclerodermia)
J. Sánchez Román, M. J. Castillo Palma, F. J. García Hernández . . . . . . . . . . 137

**Capítulo 9** Enfoque actual del diagnóstico, pauta terapéutica y seguimiento
del paciente con esclerosis sistémica (esclerodermia)
M. V. Egurbide Arberas, S. Eguiluz Castañón y A. M. Bielsa Masdeu . . . . . . . 159

# Autores

**Juan José Alegre Sancho**
Servicio de Reumatología
Hospital Universitario Dr. Peset
Valencia

**Emma Beltrán Catalán**
Servicio de Reumatología
Hospital Universitario Dr. Peset
Valencia

**Ana M.ª Bielsa Masdeu**
Servicio de Medicina Interna
Hospital de Cruces
Barakaldo (Bizkaia)

**Albert Bové Boada**
Servicio de Enfermedades Autoinmunes
Hospital Clínic
Barcelona

**Pilar Brito-Zerón**
Servicio de Enfermedades Autoinmunes
Hospital Clínic
Barcelona

**José Luis Callejas Rubio**
Unidad de Enfermedades Autoinmunes
Sistémicas
Hospital San Cecilio
Granada

**M.ª Jesús Castillo Palma**
Unidad de Colagenosis e Hipertensión
Pulmonar
Servicio de Medicina Interna
Hospital Universitario Virgen del Rocío
Sevilla

**Ricard Cervera**
Servicio de Enfermedades Autoinmunes
Hospital Clínic
Barcelona

**Saioa Eguiluz Castañón**
Servicio de Medicina Interna
Hospital de Cruces
Barakaldo (Bizkaia)

**M.ª Victoria Egurbide Arberas**
Servicio de Medicina Interna
Hospital de Cruces
Barakaldo (Bizkaia)

**Gerard Espinosa Garriga**
Servicio de Enfermedades Autoinmunes
Hospital Clínic
Barcelona

**Vicent Fonollosa Pla**
Unidad de Enfermedades Autoinmunes
Sistémicas
Servicio de Medicina Interna
Hospital Universitari Vall d'Hebron
Barcelona

**Francisco José García Hernández**
Unidad de Colagenosis e Hipertensión
Pulmonar
Servicio de Medicina Interna
Hospital Universitario Virgen del Rocío
Sevilla

**Pilar Martín de la Fuente**
Servicio de Cardiología
Hospital San Cecilio
Granada

**Javier Martín Ibáñez**
Instituto de Parasitología y Biomedicina
López-Neyra
Consejo Superior de Investigaciones
Científicas (CSIC)
Granada

**Eduardo Moreno Escobar**
Servicio de Cardiología
Hospital San Cecilio
Granada

**Norberto Ortego Centeno**
Unidad de Enfermedades Autoinmunes
Sistémicas
Hospital San Cecilio
Granada

**Miguel Ángel Plasín Rodríguez**
Servicio de Enfermedades Autoinmunes
Hospital Clínic
Barcelona

**Manuel Ramos-Casals**
Servicio de Enfermedades Autoinmunes
Hospital Clínic
Barcelona

**José Andrés Roman Ivorra**
Servicio de Reumatología
Hospital Universitario Dr. Peset
Valencia

**Blanca Rueda Medina**
Instituto de Parasitología y Biomedicina
López-Neyra
Consejo Superior de Investigaciones
Científicas (CSIC)
Granada

**Julio Sánchez Román**
Unidad de Colagenosis e Hipertensión
Pulmonar
Servicio de Medicina Interna
Hospital Universitario Virgen del Rocío
Sevilla

**Carmen Pilar Simeón Aznar**
Unidad de Enfermedades Autoinmunes
Sistémicas
Servicio de Medicina Interna
Hospital Universitari Vall d'Hebron
Barcelona

**Antoni Sisó Almirall**
CAP Les Corts
GESCLINIC
Barcelona

**Miquel Vilardell Tarrés**
Unidad de Enfermedades Autoinmunes
Sistémicas
Servicio de Medicina Interna
Hospital Universitari Vall d'Hebron
Barcelona

# Prefacio

La esclerosis sistémica (ES) es uno de los procesos de naturaleza autoinmunitaria más desalentadores para los médicos responsables de su tratamiento, dado el predominio en la mayoría de los órganos de lesiones fibróticas sobre las cuales los fármacos actuales presentan escasa o nula efectividad. Sin embargo, en los últimos años, se han producido avances notables en su conocimiento etiopatogénico y clínico que nos permiten vislumbrar un futuro cercano esperanzador, caracterizado por un mejor abordaje terapéutico que mejore el pronóstico de la enfermedad. Por este motivo, hemos seleccionado la ES como entidad de estudio en esta tercera monografía de la colección *Avances en enfermedades autoinmunes sistémicas*.

Esta colección, compuesta por 10 monografías que mostrarán los avances más destacados en las principales enfermedades autoinmunes sistémicas, es una iniciativa del Servicio de Enfermedades Autoinmunes del Hospital Clínic de Barcelona, el cual desde su creación en 1995 ha dedicado grandes esfuerzos a la divulgación y la docencia de estas enfermedades. Ha sido escrita y supervisada por expertos de reconocido prestigio nacional e internacional integrantes del Grupo de Enfermedades Autoinmunes Sistémicas (GEAS) de la Sociedad Española de Medicina Interna, del European Autoimmunity Standardization Initiative (EASI) y del Fòrum Català de Malalties Autoimmunes (FOCMA). Especialistas de múltiples áreas de la medicina encontrarán aquí las claves para actualizar sus conocimientos sobre estas enfermedades de expresión variada y etiopatogenia compleja, las cuales han despertado un interés creciente en los últimos años.

La monografía *Avances en esclerosis sistémica (esclerodermia)* ha sido coordinada por los doctores Vicent Fonollosa Pla y Gerard Espinosa Garriga. Comprende diversas actualizaciones en aspectos de especial relevancia para abordar de un modo integral dicha entidad, como las bases genéticas o los mecanismos de la patología microangiopática y fibrosante, las manifestaciones clínicas –con especial énfasis en las que ocasionan mayor mortalidad, como la afectación pulmonar y renal–, así como las terapias actuales y las experimentales para combatir la enfermedad.

**Dr. Ricard Cervera**
Servicio de Enfermedades Autoinmunes
Hospital Clínic
Equipo de Investigación en Enfermedades Autoinmunes Sistémicas
Institut d'Investigacions Biomèdiques August Pi i Sunyer (IDIBAPS)
Barcelona

# Prólogo

La esclerosis sistémica (ES) o esclerodermia es, probablemente, el arquetipo de las enfermedades del tejido conjuntivo, pues una de sus características principales es tener un excesivo depósito de colágeno hístico. Sin embargo, y desde hace algunos años, se sabe que la lesión inicial se localiza en la microcirculación, concretamente en el endotelio vascular, a partir de la cual, junto con diversas alteraciones inmunitarias, se desencadena la secuencia patogénica de la enfermedad, que finalmente tiene como última diana la célula fibroblástica y la ulterior síntesis incrementada de colágeno. La heterogeneidad de su expresión clínica explica, en parte, la dificultad para clasificar a los enfermos y, por tanto, la complejidad para establecer un pronóstico y una pauta terapéutica estandarizada. La magnitud de la afección cutánea, las distintas lesiones viscerales, los diferentes patrones de alteraciones capilaroscópicas y la diversidad de las especificidades antigénicas son los mimbres que, dependiendo de la presencia de unos u otros, componen las cuatro formas clínicas que se aplican en la práctica clínica: difusa, limitada, preesclerodermia y esclerosis sistémica sin esclerodermia. Emitir un pronóstico es muchas veces arriesgado, ya que la evolución de la ES es variable y oscila entre la forma rápidamente progresiva, con insuficiencia multiorgánica y muerte, y los casos en que la enfermedad, tras un período inicial de efervescencia, queda estabilizada sin presentar complicaciones graves o, incluso, situaciones en que las manifestaciones clínicas quedan reducidas a una mínima expresión y sólo las alteraciones capilaroscópicas y alguna especificidad antigénica apuntan o corroboran el diagnóstico.

La ES se considera una enfermedad incurable; sin embargo, ello no significa que sea intratable. El tratamiento, que tiene carácter sintomático, intenta corregir por separado la tríada de alteraciones patogénicas en las que supuestamente se asienta la enfermedad. El depósito farmacológico es más bien escaso para detener la fibrosis. Algunos inmunodepresores han demostrado que son eficaces para corregir determinadas manifestaciones clínicas; en cambio, el arsenal terapéutico disponible para ser aplicado a la esfera vasculopática, aparte de ser cuantitativamente considerable, es, con diferencia, el que ha proporcionado las respuestas más esperanzadoras y ha mejorado, aunque sólo sea en casos particulares, el pronóstico de la enfermedad.

Este monográfico de *Avances en esclerosis sistémica (esclerodermia)* es la tercera entrega de la colección *Avances en enfermedades autoinmunes sistémicas*. A lo largo de los nueve capítulos de que consta la obra, se ha pretendido desarrollar todos los avances producidos durante los últimos años en los diferentes aspectos de la enfermedad. Los autores, todos ellos con una amplia experiencia contrastada y con un profundo conocimiento de la ES, han sabido desgranar de la enfermedad: sus particularidades epidemiológicas y la complejidad de la clasificación, los posibles fundamentos genéticos sobre los que se sustenta, el papel que desempeña la vasculopatía generalizada y la fibrosis en su presentación y evolución clínica, las peculiaridades del fenómeno de Raynaud y la lesión vascular periférica, las características de la nefropatía y la neumopatía, tanto intersticial como vascular, y, por último, el enfoque y las distintas pautas de actuación ante el paciente que la padece.

No abundan, y menos en nuestro medio, los libros específicamente dedicados a la ES. Así pues, especialistas de diversos ámbitos de la medicina e interesados en este campo de la patología encontrarán en estas páginas la respuesta a las posibles dudas y a los interrogantes que la enfermedad plantea. Siempre, no obstante, ha prevalecido en la voluntad de los editores el deseo de que este compendio sobre la ES tenga como finalidad fundamental ayudar a resolver los problemas surgidos en la práctica clínica, con el fin de conseguir que, a la postre, el principal beneficiario sea el paciente afecto de esta singular enfermedad.

**Dr. Vicent Fonollosa Pla**
Unidad de Enfermedades Autoinmunes Sistémicas
Servicio de Medicina Interna
Hospital Universitari Vall d'Hebron
Barcelona

**Dr. Gerard Espinosa Garriga**
Servicio de Enfermedades Autoinmunes
Hospital Clínic
Barcelona

# Avances en esclerosis sistémica (esclerodermia)

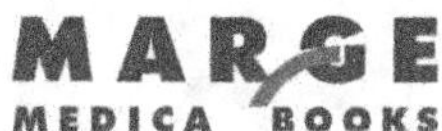

# Capítulo 1

# Epidemiología y clasificación de la esclerosis sistémica (esclerodermia)

C. P. Simeón Aznar, V. Fonollosa Pla, M. Vilardell Tarrés

Unidad de Enfermedades Autoinmunes Sistémicas
Servicio de Medicina Interna
Hospital Universitari Vall d'Hebron
Barcelona

*Dirección para correspondencia*
Hospital Universitari Vall d'Hebron
Dra. C. P. Simeón Aznar
cpsimeon@vhebron.net

# 1 Introducción

El término esclerodermia comprende un grupo muy heterogéneo de enfermedades que se caracterizan por lesiones de esclerosis o endurecimiento cutáneo, pero que tienen una etiopatogenia y unas manifestaciones clínicas totalmente diferentes. Por lo tanto, en primer lugar, debemos realizar una clasificación simple que distingue la esclerodermia localizada, cuya manifestación principal y única en la mayoría de los casos es la esclerosis cutánea, de la ES, que se caracteriza además por la afección de órganos internos. Existen otras enfermedades que también pueden presentar cambios esclerodermiformes, entre ellas: algunas enfermedades endocrinológicas (diabetes *mellitus* o hipotiroidismo), la fibrosis sistémica nefrogénica, la fascitis eosinofílica, la amiloidosis... (véase la tabla 1).[1]

La ES es una enfermedad multisistémica que se caracteriza por alteraciones vasculares, inmunológicas y una acumulación excesiva de los componentes del tejido conectivo que provocan la esclerosis cutánea y la fibrosis de diferentes órganos.[2] Su prevalencia estimada varía entre siete casos por millón de habitantes hasta 489 casos por millón de habitantes.[3] Si excluimos las series que estudian poblaciones muy específicas de áreas geográficas con alta susceptibilidad para la enfermedad[4,5] o de grupos raciales con una alta prevalencia de ES, como los indios choctaw de Norteamérica,[6] la prevalencia se sitúa entonces entre 50-300 casos por millón de habitantes. Esta gran variabilidad se justifica por diferentes motivos. En primer lugar, la prevalencia de la ES varía dependiendo de factores genéticos como la raza o el lugar y el tiempo en que se ha realizado el estudio. En segundo, existen diferencias metodológicas entre los estudios. Por último, los criterios de clasificación y diagnóstico utilizados son distintos según la serie, lo que confiere una gran variabilidad en cuanto a la incidencia y a la prevalencia de la enfermedad.[7-10] Por lo tanto, la consecución de unos criterios de clasificación de la enfermedad homogéneos tiene importantes implicaciones; una de ellas es poder realizar estudios epidemiológicos en las diferentes poblaciones utilizando los mismos criterios de clasificación para así acercarnos más a la incidencia y prevalencia real de la ES.

| **Esclerosis sistémica** | |
| --- | --- |
| Con esclerodermia limitada | |
| Con esclerodermia difusa | |
| Sin esclerodermia | |
| Síndromes de solapamiento | |
| **Esclerodermia localizada** | |
| Lineal | |
| Morfea generalizada | |
| Morfea en placas (guttata) | |
| **Síndromes esclerodermiformes** | |
| **Fármacos** | |
| Bleomicina | Fibrosis pulmonar |
| Metisergida | Fibrosis retroperitoneal |
| Pentazocina | Hiperpigmentación local<br>Miopatía |
| Etosuximida | Fascitis eosinofílica |
| **Tóxicos** | |
| Cocaína | Esclerodactilia |
| Anorexígenos anfetamínicos | Esclerodactilia |
| Silicona | Esclerosis cutánea<br>Fenómeno de Raynaud |
| Parafina | Esclerosis cutánea |
| Disolventes orgánicos | Morfea<br>Fenómeno de Raynaud<br>Acroesclerosis |
| Agentes inorgánicos | Fibrosis pulmonar |
| Sílice | Esclerosis cutánea |
| Aceite tóxico | Hipertensión pulmonar |
| Agentes físicos | Fenómeno de Raynaud |

*Tabla 1. Clasificación de la esclerosis sistémica, la esclerodermia localizada y los síndromes esclerodermiformes.*

## 2 Epidemiología de la esclerosis sistémica

### 2.1 Generalidades

Las siguientes cuestiones epidemiológicas son de suma importancia para el estudio de la ES: ¿Cuál es la prevalencia y la incidencia de la ES? ¿Se ha observado una variación de

| Criterio mayor | Criterios menores |
|---|---|
| – Esclerosis cutánea proximal | – Esclerodactilia<br>– Cicatrices puntiformes en pulpejos de los dedos<br>– Fibrosis pulmonar bibasal |

*Tabla 2. Criterios de clasificación de la esclerosis sistémica (ACR 1980).[15]*
*Se requiere un criterio mayor o dos o más menores para el diagnóstico.*

la prevalencia y de la incidencia a lo largo del tiempo? ¿Cuáles son las poblaciones más afectadas? ¿Qué características tienen estas subpoblaciones? ¿Cuáles son los factores de riesgo para el desarrollo de la ES y para su diferente expresividad clínica? ¿Cuáles son los factores pronósticos? Para contestar todas estas cuestiones se necesita, en primer lugar, tener los mismos criterios de clasificación de la enfermedad. Por este motivo, la consecución, por parte del *American College of Rheumatology* (ACR) (véase la tabla 2), de los primeros criterios de clasificación ES en 1980[11] facilitó los estudios epidemiológicos posteriores, de tal manera que los estudios previos a la publicación de estos criterios[12,13] no pueden compararse con los realizados utilizando los criterios oficiales. En los últimos años, se ha cuestionado el seguir empleando los criterios del ACR, ya que más de un 20 % de los enfermos con ES no los cumplen;[14] por este motivo, en estudios epidemiológicos recientes, como el realizado en España por el grupo de trabajo liderado por González Gay,[15] se utilizan los criterios propuestos por LeRoy y Medsger en 2001[16] (véase la tabla 3), con los que se consiguen prevalencias e incidencias más altas que con los del ACR.

Teniendo en cuenta estas limitaciones, el análisis de los estudios epidemiológicos de la ES en diferentes épocas y áreas contribuye a un mejor conocimiento de la enfermedad.

| Esclerodermia | Limitada | Difusa |
|---|---|---|
| Raynaud | Años | < 1 año |
| Afectación cutánea | Distal a codos y rodillas, cara o ausente | Proximal a codos y rodillas |
| Afectación Visceral | HAP aislada tardía<br>Telangiectasias<br>Calcinosis | EPI temprana, crisis renal<br>GI difusa<br>Roces tendinosos |
| Anticentrómero | 70-80 % | Excepcional |
| Antitopoisomerasa I | Raro | 30 % |
| Capilaroscopia | Megacapilares y escasa pérdida | Pérdida importante y poca dilatación |

*Tabla 3. Clasificación de la ES según criterios de LeRoy.[2]*
*EPI: enfermedad pulmonar intersticial; GI: gastrointestinal; HAP: hipertensión pulmonar.*

## 2.2  Incidencia y prevalencia

Existen pocos estudios epidemiológicos de ES, de tal manera que recientemente se ha publicado una revisión sistemática de la literatura en la que sólo se han podido analizar 32 estudios de todos los continentes, excepto de África.[3] Las cifras de incidencia y de prevalencia de la ES han variado a lo largo de los años. Los primeros estudios epidemiológicos se realizaron en Estados Unidos (véase la tabla 4). El primer estudio publicado es el que llevaron a cabo Medsger y Masi,[13] que calcularon la prevalencia y la incidencia en diferentes períodos de tiempo basándose en enfermos hospitalizados. En la mayoría de los estudios efectuados entre 1950 y 1991,[7-9] se observa un aumento de la incidencia de la ES desde 1947 hasta 1973, y una estabilización a partir de esta fecha. Las bajas tasas de incidencia en los estudios anteriores a 1980 se deben a que se realizaron basándose en datos hospitalarios y a que todavía no estaban bien establecidos los criterios de clasificación. Los estudios más importantes[8,9] observaron tasas de incidencia similares (18,7 nuevos casos por millón de habitantes y año en ambos grupos) para los períodos comprendidos entre 1973-1982[8] y 1989-1991.[9] La tasa de incidencia más alta observada en los últimos estudios se debe, en parte, no sólo a la aplicabilidad de los criterios de clasificación del ACR, sino también a la utilización de bases de datos de pacientes, tanto hospitalizados como controlados en consultas externas, que han facilitado la realización de estudios epidemiológicos.[17]

Además de los estudios epidemiológicos de EEUU, se han realizado otros estudios en diferentes países europeos,[5,18-20] en Australia[4,21] y en Japón[22] (véase la tabla 5). En la mayoría de los países europeos, las tasas de incidencia son más bajas que las registradas en los estudios norteamericanos (véase la tabla 4), pues se sitúan por debajo de cuatro nuevos casos por millón de habitantes y año. Sólo en los estudios realizados en Grecia[20] y en el noroeste de España,[15] las tasas ascienden a 11 y 12 nuevos casos por millón y año, respectivamente, cuando se utilizan los criterios del ACR, y se incrementan hasta 23 nuevos casos por millón y año si se consideran los criterios de LeRoy y Medsger.[16]

Las tasas de prevalencia están marcadamente influenciadas por dos factores: el diagnóstico más temprano y la mejoría de la supervivencia. Estos dos factores han experimentado cambios en las últimas tres décadas. Por una parte, el conocimiento más extenso de la enfermedad, la aplicabilidad de los criterios de clasificación y la detección más precoz de ES en enfermos paucisintomáticos a los que se les realizan exploraciones complementarias muy sensibles, como la determinación de autoanticuerpos y la capilaroscopia, han provocado un aumento de la prevalencia de la ES. Por otra parte, la mejoría de la supervivencia por el mejor control de las complicaciones de la enfermedad, por ejemplo, por la utilización de inhibidores de la enzima convertidora de angiotensina (IECA) en la crisis renal esclerodérmica (CRE), o por el uso de inmunosupresores para la enfermedad pulmonar intersticial difusa (EPID), o por la terapia vasodilatadora para controlar la hipertensión arterial pulmonar (HTAP), ha conseguido que el número de enfermos con ES controlados haya aumentado. Estos motivos jus-

| Ref. | País | Autores | Fecha de publicación | Fechas del estudio | Tamaño de la población del estudio | Número de casos (durante el período de estudio) | Incidencia (por millón por año) | Prevalencia (por millón) | Relación sexo (mujer-hombre) |
|---|---|---|---|---|---|---|---|---|---|
| [13] | EEUU (Tennessee) | Medsger *et al.* | 1971 | 1947-1968 1947-1952 1963-1968 | 600.000 (1960) | 38 (nuevos casos) 2 (nuevos casos) 19 (nuevos casos) | 2,7 0,6 4,5 | | 1,5/1 |
| [8] | EEUU[a] (Pennsylvania) | Steen *et al.* | 1997 | 1963-1982 1963-1972 1973-1982 | 1,6 millones (1960) 1,3 millones (1980) | 444 | 13,9 9,6 18,7 | | 3/1 |
| [7] | EEUU[a] (Carolina del Sur) | Maricq *et al.* | 1989 | 1989 | 6.998 | 2 definida SSc 7 no definida SSc (SSD) | | 290 a 1.130 1.000 a 3.790 | |
| [9] | EEUU[b] (Detroit) | Mayes *et al.* | 2003 | 1989-1991 | 2,917 millones (1990) | 706 (169 nuevos casos) 809 | 19,3 21 | 242 276 | 4,6/1 |

a: siguiendo criterios de CAR
b: siguiendo criterios de CAR y LeRoy

*Tabla 4. Incidencia y prevalencia de la esclerosis sistémica en Estados Unidos.*

| Ref. | País | Autores | Fecha de publicación | Fechas del estudio | Tamaño de la población del estudio | Número de casos (durante el período de estudio) | Incidencia (por millón por año) | Prevalencia (por millón) | Relación sexo (mujer-hombre) |
|---|---|---|---|---|---|---|---|---|---|
| [21] | Australia[a] (Sidney) | Englert et al. | 1999 | 1974-1988 | 3.112.750 (1981) | 715 (identificado) 960 (estimado) | 12 | 45,2 (1975) 86,2 (1988) | 2,3/1 |
| [4] | Australia[a] (Sur) | Englert et al. | 2005 | 1986-1991 | 9.830 (1991) | 6 ± 1 | 122 | 610 | 1/1 |
| [22] | Japón[a] (Tokio) | Tanaki et al. | 1991 | 1987 | 11.898.000 | 629 (86 nuevos casos) | 7,2 | 38 a 53 | 14/1 |
| [5] | Inglaterra[b] (Londres) (Sur-Oeste) | Silman et al. | 1990 | 1987 | | 52 | | 150 | 3/1 a 8/1 |
| [18] | Islandia[b] | Geirsson et al. | 1994 | 1975-1990 | 255.708 mujer hombre | 18 | 3,8 7 0,5 | 71 119 15 | 8/1 |
| [19] | Francia[b] (Sena-San Denís) | Le Guern et al. | 2004 | 2001 | 1.094.412 | 115 ± 54 | | 158 | 11/1 |
| [20] | Grecia[b] (Norte-Oeste) | Alamanos et al. | 2005 | 1981-2002 | 488.435 mujer hombre | 109 (75 en 2002) | 11 19 2 | 154 282 25 | 8,9/1 |
| [15] | España | Arias-Núñez et al. | 2008 | 1988-2006 | | | 23[b] 12[a] | 277[b] 149[a] | |

a: siguiendo criterios de CAR
b: siguiendo criterios de CAR y LeRoy

Tabla 5. Incidencia y prevalencia de la esclerosis sistémica en Australia, Europa y Japón.

tifican las diferencias que se observan en cuanto a la prevalencia de la enfermedad en los primeros estudios realizados entre finales de las décadas de los cuarenta y de los cincuenta (de cuatro a siete por millón)[13] y los realizados a partir de los años ochenta con prevalencias que en la mayoría de los estudios se sitúan por encima de 50 pacientes/$10^6$. Al igual que sucede con los estudios de incidencia, en EEUU las tasas de prevalencia son más elevadas que las observadas en los estudios europeos y japoneses.[22] En los estudios europeos, sólo los realizados en Italia[23] y en el noroeste de España[15] presentan tasas de prevalencia del $339/10^5$ y $277/10^5$ debido a que utilizan como criterios diagnósticos los de LeRoy y Medsger[2,16] (véase la tabla 2), que son menos restrictivos que los criterios de clasificación de 1980.

Por lo tanto, aunque las discrepancias en prevalencia e incidencia entre los distintos estudios puedan ser consecuencia de diferencias metodológicas, también deben considerarse motivos las diferencias raciales, genéticas y la exposición a diversos agentes externos, de aquí la importancia de realizar estudios epidemiológicos en cada territorio para definir el perfil de la enfermedad de cada población.

## 2.3   Diferencias epidemiológicas por edad y sexo

La relación varón/mujer difiere en los distintos estudios, pero en todos ellos hay un claro predominio del sexo femenino. Steen *et al.*[8] observaron que el predominio de las mujeres era más marcado en los grupos de población más jóvenes que en los de mayor edad (3,8:1 frente a 2,4:1). Esta diferencia, sin embargo, no es tan evidente como en el lupus eritematoso sistémico, donde la incidencia en mujeres jóvenes es de 6 a 10 veces mayor que en los hombres de la misma edad. Tal diferencia en la ratio pone en evidencia que los factores hormonales tienen poca implicación en la patogenia de la ES.

En los estudios epidemiológicos se observa que la incidencia de la ES aumenta con la edad. Así, en el estudio realizado por Steen *et al.,*[8] las tasas más altas de ES se observaron en el grupo de mujeres de raza negra entre los 45 y los 54 años de edad y en el grupo de mujeres de raza blanca entre los 55 y los 64 años. El diagnóstico de la enfermedad en edades más tempranas en el grupo de mujeres de raza negra también lo observaron Mayes *et al.*[9] En este estudio, el pico de incidencia más alto se situaba en el grupo de edades comprendidas entre los 65 y los 74 años para las mujeres de raza blanca. Sin embargo, en el estudio realizado en Lugo, el grupo de mujeres con edades comprendidas entre los 45 y los 64 años era el que presentaba una incidencia más alta de ES (31 por millón y año).[15]

## 2.4   Diferencias epidemiológicas por factores raciales y étnicos

En diferentes estudios realizados en EEUU, se ha observado que, en la raza negra, la tasa de incidencia de la ES es más elevada que en la raza blanca. Además, hay un claro predominio del subtipo de ES difusa y, por lo tanto, la enfermedad[7-10] es más grave y se diagnostica en edades más tempranas que en la raza blanca.

La expresividad de los autoanticuerpos específicos de la ES también varía según las razas. Así, en varios estudios se ha observado un claro predominio de los anticuerpos anticentrómero (ACA) en la raza blanca: Laing *et al.*[24] observaron que el 38 % de las mujeres con ES de raza blanca presentaban ACA, mientras que sólo los presentaban un 17 % de las mujeres de raza negra. En cambio, las frecuencias de los antitopoisomerasa I o Scl-70 eran similares en los dos grupos raciales (18,4 y 18,7 %, respectivamente).

En determinadas poblaciones, como los thais en Australia[25] y los indios choctaw en Norteamérica,[6] se ha observado una muy alta prevalencia del subtipo de ES difusa con porcentajes que se acercan al 100 % de todos los casos con ES, en comparación con el grupo de población de raza blanca australiana o norteamericana, que presenta porcentajes de ES difusa alrededor del 30 %.[6]

Basándose en los resultados de estos estudios, podemos afirmar que los factores genéticos tienen un papel fundamental en el desarrollo de la enfermedad no sólo por conferir una diferente susceptibilidad a la misma, sino también por determinar una distinta expresividad clínica e inmunológica.


## 2.5  *Diferencias epidemiológicas por factores genéticos*

No existe un claro patrón hereditario, pero sí se han descrito familias en las que hay varios casos afectos de ES, lo que indica que existe una tendencia a la agregación familiar.[26] La probabilidad de que coincida en una misma familia más de un caso es muy baja (1,6 % en tres cohortes de EEUU),[26] pero la incidencia de la enfermedad es más alta que la esperada en la población general. El riesgo relativo de desarrollar ES en los familiares de primer grado es de 10 a 15 veces superior, aunque el riesgo absoluto sea bajo (1,6 a 1,7 %).

Los estudios realizados con gemelos tienen una especial relevancia, pero son escasos en esta enfermedad. Feghali *et al.*,[27] en un estudio que incluye 34 parejas de gemelos uno de los cuales está afecto de ES, encontraron una tasa de concordancia del 4,7 %.

También se ha observado una mayor susceptibilidad a presentar la enfermedad dependiendo de los genes del sistema de HLA. Los resultados observados en los diversos estudios no son homogéneos y difieren dependiendo de la población estudiada. Así, los estudios efectuados en la población de raza caucásica demuestran que hay una mayor susceptibilidad en los sujetos con los haplotipos HLA-DR5 y HLA- DR3,[28-31] y en cambio, cuando se estudia la población japonesa, los haplotipos que confieren una mayor susceptibilidad son los HLA-DR1*1502 y HLA-DQB1*0601.[32]

## 3 Clasificación de la esclerosis sistémica

### 3.1 Generalidades

La ES es una enfermedad de expresividad clínica muy variable, y en consecuencia, su pronóstico difiere enormemente dependiendo del subtipo clínico; por ello, aunque la mayoría de los enfermos presentan una supervivencia prolongada, también hay otros que experimentan un curso rápidamente progresivo y fatal. Por este motivo, la consecución de criterios de clasificación homogéneos de la enfermedad no sólo tiene implicaciones teóricas, sino que es útil, además de para diagnosticar a los enfermos de manera precoz e inequívoca, para establecer los diferentes subtipos pronósticos. No obstante, en la actualidad, la clasificación de la ES aún es motivo de revisión e investigación clínica.[33]

### 3.2 Criterios de clasificación oficiales o diagnósticos

El ACR desarrolló en 1980 los criterios preliminares para la clasificación de la ES,[11] y éstos son los que durante años se han utilizado para clasificar la enfermedad. El objetivo de esta clasificación fue establecer unos criterios homogéneos para poder diagnosticar en los diferentes centros enfermos que reuniesen las mismas características y que inequívocamente estuviesen afectos de ES. Los criterios preliminares fueron establecidos basándose en un estudio multicéntrico prospectivo en el que se incluían sólo enfermos adultos diagnosticados de ES como máximo dos años antes del inicio del estudio. Se subdividía a los pacientes en tres categorías: definida, probable o temprana y solapamiento. Se incluyeron un total de 264 enfermos con ES definida y se compararon con 413 pacientes afectos de lupus eritematoso sistémico, miopatía inflamatoria y fenómeno de Raynaud. Sin duda, la obtención de estos criterios supuso un avance muy importante en la definición de la enfermedad, pero en los últimos años se ha considerado prioritario revisarlos por diferentes motivos. En primer lugar, porque un número no menospreciable de enfermos con ES limitada establecida o con el subtipo sin esclerosis cutánea que no reúnen dos de los criterios menores no los cumplen y, por lo tanto, quedan excluidos de este diagnóstico. En segundo, porque no se puede realizar un diagnóstico precoz de la enfermedad en pacientes que presenten fenómeno de Raynaud, alteraciones capilaroscópicas y autoanticuerpos positivos que requieren un control médico similar al de los enfermos con ES ya establecida para detectar la evolución hacia ES limitada o sin esclerosis cutánea. En tercero, porque no sirven para establecer los diferentes grupos clínicos y pronósticos. Por último, porque enfermos con síndromes esclerodermiformes, como la fascitis eosinofílica, o con la esclerodermia localizada, como la morfea generalizada, pueden cumplir los criterios de clasificación de ES perdiendo especificidad.

Sin duda, existen razones suficientes para considerar la revisión de los criterios preliminares un motivo de estudio. En este sentido, actualmente, los grupos de estudio de ES europeo EULAR Scleroderma Clinical Trials and Research Group (EUSTAR) y norteamericano Scleroderma Clinical Trial Consortium (SCTC) se han propuesto revisar los criterios oficiales.

### 3.3 Clasificación de la esclerosis sistémica: diferentes propuestas

Los diferentes criterios de clasificación de la ES que se han propuesto a lo largo de las dos últimas décadas han intentado identificar características clínicas e inmunológicas que ayuden a dividir a los pacientes en distintos subtipos que tengan un perfil clínico-inmunológico semejante y un pronóstico similar. Todas las clasificaciones realizadas hasta el momento consideran como marcador principal y definitorio la extensión de la esclerosis cutánea.[33] Recientemente, Johnson *et al.*[33] llevaron a cabo una revisión sistemática de todos los criterios de clasificación de la ES que se habían propuesto desde 1966 hasta 2005. Revisaron un total de 14 propuestas de clasificación, las cuales dividían a los enfermos con ES entre dos y cinco subtipos diferentes dependiendo de la extensión de la esclerosis cutánea.[33] Los autores, tras evaluar la sensibilidad, validez y fiabilidad de los criterios, llegaron a la conclusión de que la clasificación propuesta por LeRoy[2] (véase la tabla 3) era no sólo la más utilizada y referenciada sino también la que tenía una buena viabilidad, una aceptable validez y un buen valor predictivo. Los autores consideran que la clasificación en tres o más subtipos propuesta por otros autores[1,34,35] no aporta un mayor poder predictivo;[33] esta falta de poder discriminativo se ha confirmado también en un estudio sobre factores pronósticos[36] en el que sólo se observaron diferencias estadísticamente significativas en las curvas de supervivencia cuando se consideraban los dos subtipos cutáneos propuestos por LeRoy y no cuando se dividían en tres subtipos como proponían otros autores.[33,34,35]

La clasificación de LeRoy divide a los enfermos en dos subtipos: ES limitada y ES difusa, que se definen en función de si la extensión de la esclerosis cutánea es distal a codos y rodillas o tanto distal como proximal a codos y rodillas, respectivamente. Además, definen una serie de características clínicas, capilaroscópicas e inmunológicas que describen mejor los dos subtipos. Así, la ES difusa se asocia a la presencia de: roces tendinosos, afecciones viscerales tempranas tales como: crisis renal esclerodérmica (CRE), enfermedad intersticial pulmonar difusa (EPID), gastrointestinal y miocárdica, mal pronóstico, pérdida capilar y anticuerpos antitopoisomerasa I. El subtipo con ES limitada se caracteriza por presentar: fenómeno de Raynaud de larga evolución, calcinosis, telangiectasias, buen pronóstico excepto los que tienen como complicación tardía la HTAP, megacapilares y anticuerpos anticentrómero (ACA). Con esta clasificación cayó en desuso el término CREST, que incluía a enfermos con: calcinosis, fenómeno de Raynaud, afección esofágica, esclerodactilia y telangiectasias sin tener en cuenta otras afecciones viscerales, autoanticuerpos y alteraciones capilaroscópicas. Eran considerados enfermos con un buen pronóstico a diferencia del grupo que padecía esclerosis sistémica progresiva. Con estos términos se intentaba definir dos subtipos con pronóstico muy diferente sin tener en cuenta que no todos los pacientes con ES difusa evolucionan rápidamente de forma progresiva y no todos los enfermos con CREST tienen un pronóstico benigno; además, no englobaban todos los enfermos con ES, por lo que se inventaron algunos acrónimos: CREST incompleto, CRST, RST, que resultaron muy confusos y poco prácticos.

A pesar de que la clasificación de LeRoy ha sido la más ampliamente utilizada en los últimos años, fue modificada por los mismos autores en 2001[16] para intentar solucionar los defectos de la misma. Entre tales defectos figuraban: en primer lugar, que aplicando los criterios no era posible incluir en los registros de enfermos con ES pacientes que presentaran fenómeno de Raynaud, alteraciones capilaroscópicas y anticuerpos específicos de ES, que tienen una alta probabilidad de desarrollar la enfermedad y que se engloban con el término de preesclerodermia. En segundo, considerar el subtipo de enfermos con ES sin esclerosis cutánea dentro del subtipo con ES limitada por tener un pronóstico similar en la mayoría de las series, aunque pueden diferir en afecciones importantes como la afección cardíaca; además, dada la dificultad en el diagnóstico de estos enfermos sin esclerosis cutánea, considerarlos en un subtipo aparte probablemente ayuda a tener más presente la entidad y, por lo tanto, a diagnosticarla de una manera más precoz. Por último, la clasificación en dos subtipos con un pronóstico diferente no siempre se cumple, ya que en el subtipo con ES limitada además de poder desarrollar HTAP, característica que ya se establecía en la clasificación previa, pueden presentar EPID e incluso CRE, lo que ensombrece de manera evidente el pronóstico de los enfermos. Por otra parte, en el grupo de ES difusa donde se consideraba que la HTAP era una complicación muy poco frecuente, se ha observado que hasta un 20 % de los enfermos la presentan de manera tardía y en la mayoría de las ocasiones asociada a EPID, lo que empeora aún más el pronóstico de este subtipo.

En la actualidad, se considera que la clasificación más idónea de la ES es la que distingue cuatro subtipos: ES limitada, ES difusa, sin esclerodermia y preesclerodermia (véase la tabla 6), que se definen por la extensión de la esclerosis cutánea y se asocian a determinadas afecciones viscerales, capilaroscópicas e inmunológicas.


### 3.4　Nuevas propuestas de clasificación

La clasificación de la ES basada en la extensión de la esclerosis cutánea es considerada insuficiente por algunos autores.[37] Por este motivo, proponen realizar una clasificación basada sólo en el perfil inmunológico, ya que son precisamente los autoanticuerpos los que más se han asociado a un sustrato genético determinado por los genes

---

**Esclerosis sistémica con esclerodermia limitada**

- Fenómeno de Raynaud durante años, ocasionalmente décadas
- Esclerosis cutánea limitada a manos, pies y antebrazos (distribución acral)
- Alteraciones capilaroscópicas: dilatación con escasa pérdida
- Incidencia tardía de hipertensión pulmonar, calcinosis, enfermedad gastrointestinal, telangiectasias o enfermedad pulmonar intersticial difusa
- Enfermerdad renal muy rara
- Anticuerpos anti-centrómero (ACA) en el 70 a 80 %

**Esclerosis sistémica con esclerodermia difusa**

- Fenómeno de Raynaud, menos de un año de evolución, seguido de dedos «en salchicha» o eslerosis cutánea
- Esclerosis cutánea proximal de codos y roces tendinosos
- Alteraciones capilaroscópicas: pérdida de capilares
- Incidencia precoz y significativa de enfermerdad renal, intersticial pulmonar difusa, gastrointestinal difusa y miocardíaca
- Anticuerpos anti-Scl-70 (30 %) y anti-RNA polimerasa-I, II o III (12 a 15 %)

**Esclerosis sistémica sin esclerodermia**

- Presentación con fibrosis pulmonar o afección renal, cardíaca o enfermedad gastrointestinal
- No esclerosis cutánea
- Fenómeno de Raynaud
- Anticuerpos antinucleares. Pueden estar presentes: anti-Scl-70, ACA, o anti-RNA polimerasa-I, II o III

**Preesclerodermia**

- Fenómeno de Raynaud
- Alteraciones capilaroscópicas
- Autoanticuerpos específicos: anti-topoisomerasa-I (Scl-70), anti-centrómero (ACA) o anti-RNA polimerasa-I, II o III

*Tabla 6. Clasificación de la esclerosis sistémica.*

del sistema de histocompatibilidad mayor (HLA) y son también los que se asocian a determinadas afecciones viscerales que, en definitiva, marcan el pronóstico de estos enfermos. Es más, el comportamiento de diferentes afecciones viscerales como puede ser la EPID es distinto dependiendo del autoanticuerpo que el enfermo presente; así, el subtipo de enfermos con EPID asociada a la presencia de Pm-Scl tiene un pronóstico mucho más favorable que el subtipo con EPID asociado a la presencia de Ac antitoposiomerasa I. Por estos motivos, la doctora Virginia Steen[37] propone una clasificación de la enfermedad en función de los autoanticuerpos; así, considera que el término ES engloba siete enfermedades diferentes que están definidas por la presencia de autoanticuerpo u otro (véanse las tablas 7 y 8). Considera también que los autoanticuerpos son los que marcan un pronóstico diferente y son los factores que debemos utilizar para monitorizar a los enfermos y tomar decisiones terapéuticas. Además, propone que se tenga en cuenta el perfil inmunológico para realizar ensayos clínicos y llevar a cabo investigaciones científicas genéticas y básicas. Dada la importancia de la

| Anticuerpo | TOPO | POL3 | U3 RNP |
| --- | --- | --- | --- |
| N.º pacientes | 318 | 120 | 55 |
| Hombres %* | 27 | **19** | 29 |
| Edad de inicio* | 43 | 44 | **35** |
| Difusa %* | 71 | **85** | 64 |
| Duración enfermedad | 2,2 | 1,5 | 2,9 |
| Afección articular % | 86 | **88** | 89 |
| Túnel carpiano %* | 28 | **43** | 27 |
| Roces tendinosos % | **50** | **61** | 42 |
| Úlceras digitales %* | **63** | 42 | 58 |
| Gangrena %* | **13** | 3 | 9 |
| Dedos en «salchicha» | **28** | 5 | 9 |
| Osteolisis* | 49/173 | 3/54 | 2/22 |
| Calcinosis %* | 17 | 14 | **22** |
| Miositis %* | 9 | 4 | **18** |
| GI % | 56 | 37 | 59 |
| GI grave %* | 8 | 5 | **25** |
| Afección respiratoria % | 73 | 49 | 67 |
| Fibrosis pulmonar grave %* | **23** | 7 | 24 |
| CVF %* prevista | 67 | 81 | 68 |
| HTAP aislada | 2 | 6 | 24 |
| Afección cardíaca grave %* | **16** | 7 | 18 |
| Crisis renal %* | 10 | **28** | 7 |
| Supervivencia, % a los 5/10 años de diagnóstico | 78/65 | **90/75** | 80/61 |

*Tabla 7. Características de pacientes afectos de esclerosis sistémica con esclerodermia difusa dependiendo del perfil inmunológico. Modificada de V. Steen.[37] Las diferencias más significativas están en negrita.*
*TOPO: anticuerpo antitopoisomerasa I; POL3: anticuerpo anti-RNA polimerasa;*
*U3 RNP: antiuerpo anti U3 ribonucleoproteína o antibrilarina; CVF: capacidad vital forzada;*
*GI: afección gastrointestinal; HTAP: hipertensión arterial pulmonar; * P < 0,001 por análisis de variable.*

| Anticuerpo | ACA | Th/To | Pm/Scl | U1-RNP |
|---|---|---|---|---|
| N.º pacientes | 291 | 72 | 36 | 71 |
| Hombres %* | **8** | 19 | 19 | 21 |
| Edad de inicio | 42 | 40 | 38 | **33** |
| Difusa % | 5 | 7 | 22 | 20 |
| Duración enfermedad | **8,7** | **7,9** | 3,2 | 3,2 |
| Afección articular % | 60 | 60 | 75 | **94** |
| Úlceras digitales | **61** | 29 | 47 | 49 |
| Gangrena | **18** | 5 | 5 | 11 |
| Dedos en «salchicha» | **27** | 7 | **32** | 17 |
| Osteolisis* | 41/151 | 2/28 | 7/22 | 5/29 |
| Calcinosis %* | **46** | **22** | **39** | 14 |
| Miositis | 1 | 6 | **58** | 27 |
| GI % | 57 | 33 | 39 | 39 |
| GI grave %* | 8 | **13** | 0 | 14 |
| Afección respiratoria % | 45 | 62 | 58 | 53 |
| Fibrosis pulmonar grave %* | 6 | **16** | **27** | **22** |
| CVF* % prevista | 87 | **70** | 74 | 75 |
| HTAP aislada* | **19** | **32** | 3 | 14 |
| Afección cardíaca grave %* | 4 | 7 | 6 | 11 |
| Crisis renal %* | 1 | 4 | 4 | 7 |
| Supervivencia, % a los 5/10 años de diagnóstico | 85/75 | **78/65** | 95/72 | **78/65** |

*Tabla 8. Características de pacientes afectos de esclerosis sistémica con esclerodermia limitada dependiendo del perfil inmunológico. Modificada de V. Steen.[37] Las diferencias más significativas están en negrita. ACA: anticuerpo anticentrómero; U1-RNP: anticuerpos anti U1 ribonucleoproteína; CVF: capacidad vital forzada; GI: afección gastrointestinal; HTAP: hipertensión arterial pulmonar; * P < 0,001 por análisis de variable.*

presencia de determinados autoanticuerpos, se ha evaluado el poder predictivo de los mismos en diferentes estudios,[38] y se ha observado que algunas afecciones como la afección intestinal, las alteraciones de la conducción cardíaca, la disfunción diastólica y la CRE están marcadas por la presencia de Ac Scl-70 más que por pertenecer al subtipo de ES difusa.[38]

Sin lugar a dudas, la clasificación idónea de la ES que se acerque más a la realidad de la enfermedad todavía no se ha conseguido, y en ella, además de los subtipos cutáneos clásicos, deben considerarse los autoanticuerpos e incluso los diferentes determinantes genéticos.

## 4　Supervivencia de la esclerosis sistémica

En los últimos años, se han realizado varios estudios de supervivencia y de factores pronósticos de la ES en los que se sitúa la supervivencia media a los cinco años entre el 34 y el 85 %.[13,15,34-37,39] Estas marcadas diferencias se deben, entre otras razones, a la distinta consideración que los estudios hacen del período de supervivencia, ya que en algunos trabajos se calcula desde la fecha del diagnóstico y en otros desde la fecha del inicio de la enfermedad, que en la mayoría de los casos, sobre todo en el subtipo de la ES limitada, es el fenómeno de Raynaud, el cual se presenta varios años antes del diagnóstico, lo que aumenta la supervivencia media de la serie estudiada. Además de los motivos metodológicos, las diferencias también se justifican por la distinta proporción de subtipos en cada serie, ya que, si predomina el subtipo de ES difusa, la supervivencia es más baja que si predomina el subtipo de ES limitada. De tal manera, que la supervivencia del grupo de enfermos con ES limitada se sitúa cerca del 90 % a los 15 años, mientras que en el subtipo con ES difusa es del 74 %. Aparte de las diferencias que se observan dependiendo de los subtipos pronósticos, también debemos tener en cuenta que en los últimos años se han realizado estudios multivariables donde se han definido distintos factores pronósticos independientes. Aunque hay diferencias entre las series, en todas ellas figuran como factores asociados a mal pronóstico y, por lo tanto, a una menor supervivencia, el desarrollo de CRE y la afección respiratoria, tanto en forma de EPID como de HTAP. Tal y como hemos comentado en el apartado de clasificación, la doctora Steen ha propuesto clasificar los enfermos, además de en los dos subtipos cutáneos, en subgrupos en función del perfil inmunológico. Así, un determinado autoanticuerpo se asocia a unas afecciones viscerales más o menos graves que van a conferir al subgrupo de enfermos una mejor o peor supervivencia (véanse las tablas 7 y 8).

Por otra parte, debemos considerar la dificultad añadida que supone interpretar tasas de mortalidad de un grupo de enfermos sin tener en cuenta un grupo control. Con relación a la ES se han publicado pocos trabajos en los que se han calculado[40] la tasas de mortalidad estandarizada, situándose entre 1,5 y 7,2, dependiendo de las series con variaciones en relación con el sexo, el grupo de edad y las afecciones viscerales.[40] Sin lugar a dudas, padecer la enfermedad confiere un riesgo de muerte mayor que el de la población general.

En relación con las causas de muerte en los últimos años, se ha observado un cambio en el patrón. En las últimas dos décadas la principal causa de muerte está relacionada con la afección pulmonar, tanto en forma de EPID como de HTAP; y la CRE, que era la primera causa de muerte hace treinta años, ahora ocupa el tercer o cuarto lugar.[41]

**BIBLIOGRAFÍA**

1. Rodnan GP, Jablonska S, Medsger TA. Classification and nomenclature of progressive systemic sclerosis. Rheum Dis 1979; 5: 5-13.
2. LeRoy EC, Black C, Fleischmajer R *et al*. Scleroderma (systemic sclerosis): classification, bubsets and pathogensis. J Rheumatol 1988; 15: 202-05.
3. Chifflot H, Fautrel B, Sordet C *et al*. Incidence and prevalence of systemic sclerosis: a Systematic Literature Review. Semin Arthritis Rheum 2008; 37: 223-35.
4. Englert H, Joyner J, Bade R. Systemic scleroderma: a spatiotemporal clustering. Int Med J 2005; 35: 228-33.
5. Silman AJ, Howard Y, Hicklin AJ *et al*. Geographic clustering of scleroderma in south and west London. Br J Rheumatol 1990; 29: 92-6.
6. Arnett FC, Howard RF, Tan F. Increased prevalence of systemic sclerosis in a native american tribe in Oklahoma. Association with an amerindian HLA haplotype. Arthritis Rheum 1996; 39: 1362-370.
7. Maricq HR, Weinrich MC, Keil JE *et al*. Prevalence of scleroderma spectrum disorders in the general population of South Carolina. Arthritis Rheum 1989; 32: 998-1006.
8. Steen VD, Oddis CV, Conte CG *et al*. Incidence of systemic sclerosis in Allegheny County, Pennsylvania: a twenty-year study of hospital-diagnosed cases, 1963-982. Arthritis Rheum 1997; 40: 441-45.
9. Mayes MD, Lacey JV Jr, Beebe-Dimmer J *et al*. Prevalence, incidence, survival and disease characteristics of systemic sclerosis in a large US population. Arthritis Rheum 2003; 48: 2246-255.
10. Medsger TA Jr, Masi AT. The epidemiology of systemic sclerosis (scleroderma) among male US veterans. J Chronic Dis 1978; 31: 73-85.
11. Subcommittee for Scleroderma Criteria of the American Rheumatism Association Diagnostic and Therapeutic Criteria Committee. Preliminary criteria for the classification of systemic sclerosis (scleroderma). Arthritis Rheum 1980; 23: 581-86.
12. Altman RD, Medsger Jr TA, Bloch DA *et al*. Predictors of survival in systemic sclerosis (scleroderma). Arthritis Rheum 1991; 34: 403-13.
13. Medsger Jr TA, Masi AT. Epidemiology of systemic sclerosis (scleroderma). Ann Intern Med 1971; 74: 714-21.
14. Walker JG, Pope J, Baron M *et al*. The development of systemic sclerosis classification criteria Clin Rheumatol 2007; 26: 1401-409.
15. Arias-Núñez MC, Llorca J, González-Gay MA *et al*. Systemic sclerosis in northwestern Spain. A 19-year Epidemiologic Study. Medicine 2008; 87: 272-80.
16. LeRoy BC, Medsger TA Jr. Criteria for the classification of early systemic sclerosis. J Rheumatol. 2001; 28: 1573-576.
17. Mayes M. Scleroderma spidemiology. Rheum Dis Clin N Am 2003; 29: 239-54.
18. Geirsson AJ, Steinsson K, Guthmundsson S *et al*. Systemic sclerosis in Iceland a nationwide epidemiological study. Ann Rheum Dis 1994; 53: 502-05.
19. Le Guern V, Mahr A, Mouthon L *et al*. Prevalence of systemic sclerosis in a french multi-ethnic county. Rheumatology 2004; 43: 1129-137.
20. Alamanos Y, Tsifetaki N, Voulgari PV, Siozos C, Tsamandouraki K, Alexiou GA, Drossos AA. Epidemiology of systemic sclerosis in northwest Greece 1981 to 2002. Semin Arthrtitis Rheum 2005; 34: 714-20.
21. Englert H, Small-McMahon J, Davis K. Systemic sclerosis prevalence and mortality in Sydney 1974-1988. Aust NZJ Med 1999; 29: 42-50.
22. Tamaki T, Mori S, Takehara K. Epidemiological study of patients with systemic sclerosis in Tokyo. Arch Dermatol Res 1991; 283: 366-71.
23. Airo P, Tabaglio E, Frassi M *et al*. Prevalence of systemic sclerosis in valtrompia in northern Italy. A collaborative study of rheumatologists and general practitioners. Clin Exp Rheumatol 2007; 25: 878-80.
24. Laing TJ, Gillespie BW, Toth MB *et al*. Racial differences in scleroderma among women in Michigan. Arthritis Rheum 1997; 40: 734-42.
25. McNeilage LJ, Youngchaiyud U, Whittingham S. Racial differences in antinuclear antibody patterns and clinical manifestatios of scleroderma. Arthritis Rheum 1989; 32: 54-60.
26. Arnett FC, Cho M, Chatterjee S *et al*. Familial occurrence frequencies and relative risks for systemic sclerosis (scleroderma) in three United States cohorts. Arthritis Rheum 2001; 44: 1359-362.
27. Feghali-Bostwick C, Medsger TA Jr, Wright TM. Analysis of systemic sclerosis in twins reveals low concordance for disease and high concordance for the presence of antinuclear antibodies. Arthritis Rheum 2003; 48: 1956-963.
28. Black CM, Welsh KI, Maddison PJ *et al*. HLA antigens, antibodies and clinical subsets in scleroderma. Br J Rheumatol 1984; 23: 267-71.

29. Gladman D, Kung T, Siannis F *et al.* HLA markers for susceptibility and expression in scleroderma. J Rheumatol 2005; 32: 1481-487.

30. Reveille JD, Fischbach M, McNearny T *et al.* Systemic sclerosis in 3 US ethnic groups: a comparison of clinical, sociodemographic, serologic and immunogenetic determinants. Semin Arthritis Rheum 2001; 30: 332-46.

31. Simeón CP, Fonollosa V, Palou E *et al.* Association of Hla class II genes with systemic sclerosis in spanish patients. J Rheumatol 2009 en prensa.

32. Kuwana M, Kaburiaki J, Okano Y *et al.* HLA-DR and DQ genes control the autoimmune response Tt DNA topoisomerase I in systemic sclerosis (scleroderma). J Clin Invest 1993; 92: 1296-301.

33. Johnson SR, Feldman BM, Hawker GA. Classification criteria for systemic sclerosis subsets. J Rheumatol 2007; 34: 1855-863.

34. Scussel-Lonzetti L, Joyal F, Raynauld JP *et al.* Predicting mortality in systemic sclerosis: analysis of a cohort of 309 french canadian patients with emphasis on features at diagnosis as predictive factors for survival. Medicine Baltimore 2002; 81: 154-67.

35. Ferri C, Valentini G, Cozzi F *et al.* Systemic sclerosis: demographic, clinical and serologic features and survival in 1,012 italian patients. Medicine Baltimore 2002; 81: 139-53.

36. Simeón CP, Armadans Ll, Fonollosa V *et al.* Survival prognostic factors and markers of morbidity in spanish patients with systemic sclerosis. Ann Rheum Dis 1997; 56: 723-28.

37. Steen VD. The many faces of scleroderma. Rheum Dis Clin N Am 2008; 34: 1-15.

38. Walker UA, Tyndall A, Czirják L *et al.* Matucci-Cerinic and EUSTAR co-authors. Clinical risk assessment of organ manifestations in systemic sclerosis: a report from the EULAR scleroderma trials and research group database. Ann Rheum Dis 2007; 66: 754-63.

39. Simeón CP, Armadans L, Fonollosa V *et al.* Mortality and prognostic factors in spanish patients with systemic sclerosis. Rheumatology (Oxford) 2003; 42: 71-5.

40. Ioannidis JP, Vlachoyiannopoulos PG, Haidich AB *et al.* Mortality in systemic sclerosis: an internatinal meta-analysis of individual patient data. Am J of Med 2005; 118: 2-10.

41. Steen VD, Medsger TA. Changes in causes of death in systemic sclerosis. Ann Rheum Dis 2007; 66: 940-44.

# Capítulo 2

# Bases genéticas de la esclerosis sistémica (esclerodermia)

B. Rueda Medina, J. Martín Ibáñez

Instituto de Parasitología y Biomedicina López-Neyra
Consejo Superior de Investigaciones Científicas (CSIC)
Granada

*Dirección para correspondencia*
Instituto de Parasitología y Biomedicina López-Neyra
Dra. B. Rueda Medina
blarume@ipb.csic.es

# 1 Introducción

La esclerosis sistémica (ES) o esclerodermia se engloba en el grupo de enfermedades genéticamente complejas en las que se cree que la interacción entre factores ambientales y determinados factores genéticos del individuo dan lugar al desarrollo de la enfermedad (véase la figura 1).

Se han postulado diversos agentes ambientales como posibles desencadenantes de la ES, entre ellos las infecciones por citomegalovirus o retrovirus, la exposición a metales pesados, los solventes orgánicos o los pesticidas. Sin embargo, ninguno de estos factores ambientales se ha definido de forma contundente como el agente causal responsable del desarrollo de la ES.[1]

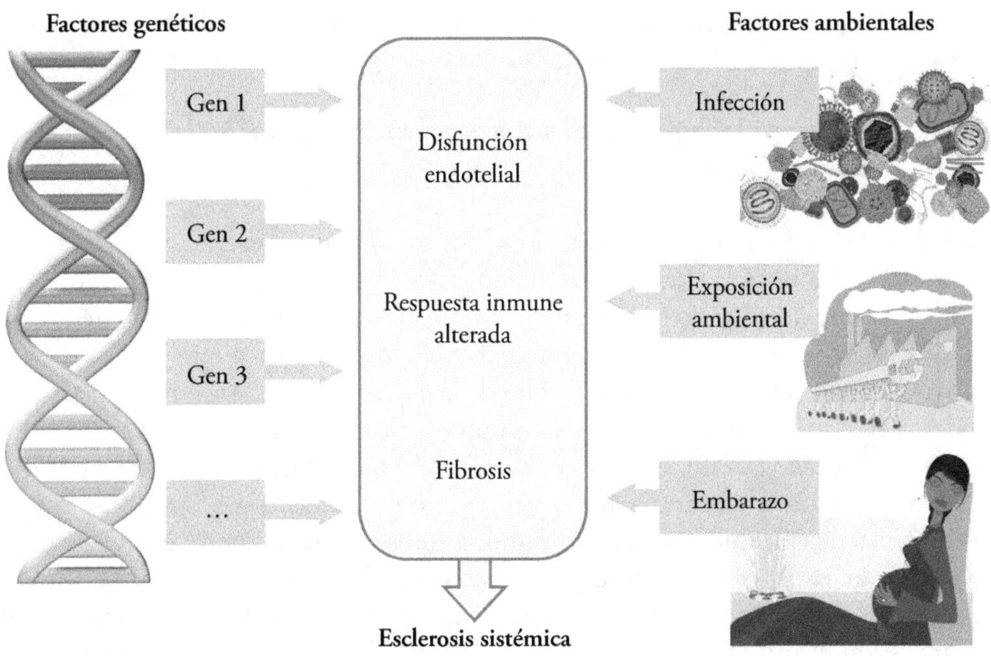


*Figura 1. Factores etiológicos que influyen en el desarrollo de la esclerosis sistémica.*

En cuanto a los factores genéticos, numerosas evidencias obtenidas en estudios familiares y poblacionales sugieren que éstos desempeñan un papel esencial en el desarrollo y la expresión clínica de la ES. Se ha observado un alto grado de agregación familiar para la ES, estimándose que el riesgo relativo de padecer la enfermedad es 15 veces mayor en hermanos de pacientes y 13 veces mayor en familiares de primer grado de pacientes con ES.[2,3] Además, la concordancia para la presencia de autoanticuerpos específicos de ES en gemelos monozigóticos es extremadamente elevada, ya que puede llegar hasta el 90 %.[3] Así pues, por el momento, se considera que la presencia de casos de ES en la historia familiar es el mayor factor de riesgo conocido para esta enfermedad.

Otro dato que resalta la importancia de los factores genéticos en la susceptibilidad a la ES es la diferencia que se observa en la prevalencia de la enfermedad dependiendo del grupo étnico. Donde la ES es más prevalente es en los afroamericanos y en una tribu de indios de Oklahoma (indios choctaw, de Norteamérica); en ellos, la prevalencia de ES se estima en 469 casos por 100.000 individuos (comparada con 24 casos por 100.000 individuos en la población general).[1] Aunque las variaciones en la prevalencia entre poblaciones podrían deberse a factores socioeconómicos y medioambientales, estas diferencias tan notables no pueden explicarse sin la influencia determinante de los factores genéticos.

Así pues, las características genéticas del individuo parecen desempeñar un papel esencial en el desarrollo de la ES. Por tanto, la identificación de factores genéticos asociados con esta enfermedad es fundamental; por un lado, permitiría un mejor conocimiento de los procesos fisiopatológicos que dan lugar a la ES, y por otro, podría contribuir al establecimiento de nuevas herramientas clínicas definitorias del riesgo individual de enfermedad o de diagnóstico-pronóstico, así como al desarrollo de nuevas dianas terapéuticas.

## 2   Aproximaciones al estudio de los factores genéticos implicados en la esclerosis sistémica

Hasta la fecha, la gran mayoría de estudios dirigidos a la identificación de factores genéticos de susceptibilidad a la ES se han basado en la estrategia de genes candidatos.[2] Mediante esta aproximación, se seleccionan como genes que estudiar aquéllos de los que existen evidencias o hipótesis de que podrían tener una importante implicación en las vías patogénicas que provocan el desarrollo de la enfermedad.

Comparando la distribución de marcadores genéticos (variaciones en la secuencia de ADN localizados en un lugar concreto del genoma) del gen seleccionado entre un grupo de pacientes bien caracterizado y un grupo de controles sanos, se determina la posible existencia de diferencias entre ambos grupos y, de este modo, se puede establecer la relevancia del gen en la susceptibilidad a la enfermedad.[4] Utilizando esta estrategia se han analizado numerosos genes implicados en la tríada autoinmunidad, disfunción endotelial y fibrosis que da lugar al desarrollo de la ES y que comentaremos más adelante.[2]

Sin embargo, la mayoría de estudios de asociación de genes candidatos llevados a cabo hasta la fecha en la ES, se han caracterizado por incluir un número insuficiente de pacientes y controles, hecho que ha limitado enormemente el poder estadístico de estos trabajos y, por tanto, su fiabilidad. Por otra parte, en la mayoría de los casos, los resultados obtenidos en un estudio no han sido replicados en poblaciones independientes, añadiendo también como factor limitante la falta de reproducibilidad de los resultados.[2] También hay que mencionar que la ES es una enfermedad clínicamente compleja que presenta una gran variedad de manifestaciones clínicas y subtipos, lo que hace aún más difícil la interpretación de los resultados de estudios de asociación. Todos estos hechos han dificultado la identificación de marcadores genéticos claramente implicados en la susceptibilidad a la ES.

El gran desarrollo de las plataformas de genotipado y de análisis de datos ha permitido en los últimos años aplicar al estudio de la genética de enfermedades complejas un nuevo tipo de estrategia conocida como estudios de asociación del genoma completo (GWAS, *genome wide association studies*).[5] Aunque la base de esta aproximación es similar a la de los estudios de asociación clásicos, la principal diferencia radica en que en los GWAS se analizan cientos de miles de polimorfismos distribuidos a lo largo de todo el genoma humano.[6] La principal ventaja de esta aproximación es partir de un diseño «libre de hipótesis» en el que no se selecciona un gen para estudiar *a priori*, sino que se estudia todo el genoma y no es necesario seleccionar el gen que se va a estudiar basándose en el conocimiento existente de la enfermedad. Esto permite la identificación de nuevas regiones del genoma/genes que podrían haber resultado poco interesantes como «genes candidatos» y nuevas rutas involucradas en la patogénesis de la enfermedad en cuestión que podrían haber pasado desapercibidas. Aunque aún no se ha publicado ningún estudio de este tipo en la ES, en los últimos años se han efectuado numerosas GWAS que han dado importantes resultados identificando nuevos marcadores genéticos y rutas fisiopatológicas asociadas con diversas enfermedades autoinmunes complejas como la artritis reumatoide (AR), el lupus eritematoso sistémico (LES) o la enfermedad inflamatoria intestinal (IBD).[7] Por tanto, se espera que la aplicación de esta estrategia contribuya en el futuro a la caracterización de nuevos marcadores genéticos de susceptibilidad a la ES.


## 3  El papel de los genes HLA en la susceptibilidad a la esclerosis sistémica

Los genes del complejo mayor de histocompatibilidad (MHC o HLA) desempeñan un papel esencial en la patogénesis de las enfermedades autoinmunes, y además constituyen uno de los factores genéticos de susceptibilidad que mejor se ha caracterizado para la mayoría de estas patologías.

A lo largo del tiempo, la ES se ha asociado con diferentes genes de la región HLA. Los primeros estudios basados en el tipaje HLA serológico dieron como resultado asociaciones muy débiles con numerosos genes de las regiones HLA de clase I, II y III (por ejemplo, HLA A9, B8, DR1, DR3, DR5, DR11, DR52, etc.) que, además, eran inconsistentes entre distintos estudios pues mostraban un alto grado de heterogeneidad en poblaciones de diferente origen étnico.[8]

No obstante, estudios más recientes, en los que se ha incluido un mayor número de individuos y se ha utilizado el tipaje HLA molecular que permite una definición más precisa de los diferentes alelos HLA, han ofrecido resultados más sólidos. La mayoría de estudios realizados en poblaciones caucásicas han mostrado que los alelos *HLA-DRB1*11*, en concreto el alelo *HLA-DRB1*1104,* confieren un alto grado de susceptibilidad a la ES.[9-11] Además, también se ha sugerido que los alelos *HLA-DRB1*1104* se asocian con la presencia de autoanticuerpos antitopoisomerasa I (Scl70) en poblaciones de distinto origen étnico.[10,12-15]

En las poblaciones afroamericanas, donde la prevalencia de la ES es mayor, se ha descrito que son los alelos *HLA-DRB1*08* y no los alelos *HLA-DRB1*11* los que confieren susceptibilidad a la ES.[15] Asimismo, en otra de las poblaciones con mayor prevalencia de ES, la de los indios norteamericanos choctaw, el alelo HLA que se asocia más fuertemente con susceptibilidad a esta enfermedad es el *HLA-DRB1*16.*[16]

Hay que tener en cuenta que la región HLA se caracteriza por un alto grado de desequilibrio de ligamiento, es decir, que los alelos de cada gen no se heredan al azar como cabría esperar, sino que varias combinaciones de ellos se heredan en conjunto con una frecuencia mayor de la esperada (haplotipos). Por tanto, en el futuro es necesario realizar estudios que ayuden a definir con exactitud qué genes de la región HLA determinan la predisposición genética a la ES y a averiguar si realmente existen diferencias notables entre poblaciones.

## 4   Genes candidatos implicados en la predisposción genética a la esclerosis sistémica fuera de la región HLA

Al tratarse de una enfermedad genéticamente compleja, se espera que en la susceptibilidad a la ES estén implicados numerosos genes y que cada uno de ellos contribuya de forma modesta en la predisposición genética a esta patología (riesgo relativo cercano al 1,5-2,0), tal como ocurre en muchas otras enfermedades autoinmunes.[17] Por tanto, se espera que otros genes fuera de la región HLA desempeñen un papel relevante en la genética de la ES.

Aunque la patogénesis de la ES no se conoce con exactitud, sí está bien establecido que las manifestaciones clínicas que concurren con la enfermedad se deben a la aparición de tres eventos clave: el daño vascular, la alteración de la regulación de la respuesta inmune y el depósito de colágeno excesivo en los tejidos.[18] De esta forma, los genes que codifican las moléculas implicadas en estos procesos se presentan como excelentes candidatos que podrían determinar la susceptibilidad genética a la ES.

## 4.1 Genes implicados en la regulación de la respuesta inmune

En la ES existe una disfunción evidente de la respuesta inmune que se refleja en la alteración de la inmunidad humoral y de la inmunidad celular.[19] Los linfocitos T forman la mayor parte del infiltrado celular que se observa en la piel y el tejido pulmonar de los pacientes con ES. Estos linfocitos T exhiben una expresión aumentada de marcadores de activación y presentan también signos de expansión dirigida por activación antigénica. Por otra parte, los linfocitos B también parecen desempeñar un importante papel en la patogénesis de la ES, particularmente mediante la producción de autoanticuerpos, que es uno de los primeros eventos que se presenta en la gran mayoría de pacientes con ES y que podría originar procesos de daño tisular. Además, el proceso inflamatorio y profibrótico característico de la ES está mediado en parte por un patrón alterado de producción de citocinas y factores de crecimiento como el TGF-β, la interleucina (IL) 4, IL-10, IL-12, IL-1, el factor de necrosis tumoral (TNF-α) o el interferón gamma (IFN-γ).[19] Por lo tanto, variaciones genéticas que influyeran en la función o en los niveles de expresión de genes implicados en estas vías podrían estar asociadas con una mayor predisposición genética a la ES.

### 4.1.1 El factor de transcripción STAT4

La activación y regulación de la actividad de los linfocitos T está regulada por diferentes mecanismos, entre los que destaca la activación de la transcripción génica tras la estimulación por algunas citocinas.[20] Los «traductores de señales y activadores de la transcripción» (STAT) son una familia de factores de transcripción que ejercen un papel fundamental dirigiendo la diferenciación de los linfocitos T y determinando su patrón de producción de citocinas. A esta familia de factores de transcripción pertenece el gen STAT4, que está implicado en la regulación de la actividad de los linfocitos Th1 y Th17 (descrita recientemente), las cuales son dos de los subtipos de linfocitos T implicados en la patogénesis de la ES.[19,21,22]

El gen STAT4 ha cobrado gran importancia en los últimos años, pues ha sido identificado como uno de los principales marcadores genéticos asociados con algunas enfermedades autoinmunes, entre ellas la artritis reumatoide (AR), el lupus (LES), el síndrome de Sjögren o la diabetes tipo 1 (T1D). Un marcador genético conocido como rs7574865, consistente en el cambio de una G por una T en la secuencia del gen STAT4, es el responsable de esta predisposición; y los individuos con el alelo T o el genotipo TT muestran una mayor susceptibilidad a las enfermedades mencionadas.[7]

Un trabajo muy reciente llevado a cabo en un amplio grupo caso-control europeo (1.317 pacientes de ES y 3.113 controles) demuestra que el gen STAT4 también se comporta como un marcador genético de predisposición a la ES.[23] En distintas poblaciones europeas, se ha observado cómo el alelo T y el genotipo TT del polimorfismo rs7574865 se asocian fuertemente con una mayor susceptibilidad a la forma limitada de la ES (OR 1,54; *P* < 0,0001), mientras que esta asociación no parece ser tan relevante para la forma difusa de la enfermedad.[23] El papel del gen STAT4 en la patogénesis de la ES podría estar relacionado con los altos niveles de IL-12, IL-23 y IL-17 presentes en los pacientes que darían lugar a la activación de la vía STAT4. Una activación prolongada de esta vía debido a las variaciones genéticas en este gen podría originar una respuesta inflamatoria sostenida y la expansión y activación de los linfocitos T.

Sin embargo, estas hipótesis están aún por confirmar y será necesario realizar nuevos estudios en el futuro para determinar cuáles son los mecanismos moleculares por los que STAT4 está implicado en la patogénesis de la ES y, en concreto, cómo este factor de transcripción puede provocar la forma limitada de la enfermedad.

### 4.1.2  *Factores reguladores de la vía del interferón*

Diferentes estudios de expresión génica efectuados en tejidos afectados de pacientes con ES han mostrado un aumento de los niveles de expresión de genes inducibles por interferones tipo I.[2] Por tanto, se ha sugerido que la «vía del interferón» podría ser uno de los mecanismos implicados en la patogénesis de la ES, como ocurre en otras enfermedades autoinmunes sistémicas como el LES.

La expresión de los interferones tipo I está regulada por una familia de factores de transcripción conocida como factores reguladores de interferón o IRF. Se han descrito numerosos miembros de la familia de los IRF que desempeñan un papel esencial en la regulación de la respuesta inmune.[24] Entre ellos, ha adquirido gran interés el IRF5, ya que se ha identificado como uno de los marcadores genéticos que determinan la susceptibilidad al LES.[7] Además, se han descrito diferentes variantes genéticas del gen IRF5 que parecen afectar su funcionalidad. En un trabajo reciente se ha analizado la contribución de una de las variantes genéticas funcionales del gen IRF5 (rs2004640) a la susceptibilidad a la ES, y se ha observado que el genotipo TT de este SNP estaba significativamente aumentado en los pacientes con ES con respecto a los controles. También se observó cierta tendencia a que este SNP confiera una mayor predisposición en los pacientes con ES a desarrollar fibrosis pulmonar.[25] Estos resultados son de gran interés, aunque serán necesarios nuevos trabajos que confirmen la asociación del gen IRF5 con ES en poblaciones independientes.

### 4.1.3  *La proteín tirosín fosfatasa PTPN22*

La fosforilación reversible de tirosinas es otro importante mecanismo regulador de la actividad de los linfocitos T. Estos linfocitos expresan una alta cantidad de proteín-tirosín fosfatasas (PTPs), entre las que ha destacado en los últimos años la PTP específica de linfocitos LYP codificada por el gen PTPN22. Lyp es una proteína intracelular implicada en la señalización a través del receptor de linfocitos (TCR) que inhibe la transducción de señales intracelulares tras la estimulación antigénica y atenúa la activación de las células T. Se ha descrito un polimorfismo no sinónimo en el gen PTPN22 consistente en un cambio de arginina por triptófano (1858 C/T;R620W). Se ha confirmado que esta variante genética es un importante determinante de susceptibilidad a enfermedades autoinmunes, ya que el alelo 620W se asocia con una mayor predisposición genética a AR, LES, T1D o enfermedad de Graves.[26]

El alelo de riesgo 620W parece influir en la actividad de la enzima PTPN22 y aumentar su actividad fosfatasa incrementando el umbral para la activación de las células T. Esto podría dar lugar a una selección tímica alterada que permitiría el escape de células T autorreactivas o a una menor actividad de las células T reguladoras (Treg).[26]

Por su potencial influencia en la actividad de las células T y por su asociación con otras enfermedades autoinmunes, se considera que el gen PTPN22 es un candidato interesante en la susceptibilidad a la ES. Sin embargo, se han observado resultados controvertidos en cuanto a su posible influencia en la susceptibilidad a esta enfermedad.[2] Mientras que el polimorfismo R620W del gen PTPN22 no se asocia con susceptibilidad a la ES en poblaciones europeas, este marcador genético se asocia significativamente con la presencia de autoanticuerpos antitopoisomerasa I en una población americana caucásica. En un metaanálisis muy reciente se ha analizado en conjunto todos los estudios publicados y se observa una ligera tendencia de asociación del polimorfismo R620W del gen PTPN22 con susceptibilidad a la ES (OR 1,08).[2] Por lo tanto, los estudios realizados hasta la fecha no han logrado determinar claramente la relevancia del gen PTPN22 en la predisposición genética a la ES.

## 4.2 Genes implicados en el proceso de fibrosis

El proceso de fibrosis es un evento que afecta a casi todos los pacientes con ES y que además es el causante de la mayoría de manifestaciones severas de la enfermedad, como la fibrosis pulmonar. Los principales responsables de la fibrosis son los fibroblastos y miofibroblastos, que en los pacientes con ES presentan un fenotipo caracterizado por la producción excesiva de colágeno y una respuesta aumentada ante el estímulo de diferentes mediadores inmunológicos como factores de crecimiento y citocinas.[18] Así, algunos de los mediadores de esta respuesta se han estudiado como genes candidatos en la susceptibilidad a la ES.

### 4.2.1 El factor de crecimiento TGF-β

Por su papel en la reparación de tejidos y en las respuestas profibróticas del organismo, se considera que el TGF-β podría desempeñar un papel esencial en la patogénesis de la ES. De hecho, en los pacientes con ES se han observado niveles elevados de esta molécula así como de sus receptores y de las moléculas que se activan tras su estimulación (Smad). El TGF-β es capaz de activar los fibroblastos induciendo en ellos un aumento de la producción de la matriz extracelular.[27] Puesto que numerosas evidencias sugieren que el TGF-β interviene de forma clave en la ES, se ha postulado que los polimorfismos en este gen podrían contribuir en la susceptibilidad a esta patología.

En este sentido, un estudio en el que se analizó la distribución del polimorfismo +869 C/T del gen TGF-β en un grupo de pacientes de ES y controles europeos, se observó que el alelo +869 C que origina el cambio de una leucina por una prolina en la secuencia de TGF-β, se asociaba con un mayor riesgo de desarrollar ES.[28] Esta tendencia también se observó en una población japonesa. Sin embargo, en un estudio llevado a cabo con pacientes y controles coreanos no se observó que ninguno de los polimorfismos del gen TGF-β estudiados se asociase con susceptibilidad a la ES.[2] Así, los primeros datos obtenidos acerca del papel del gen TGF-β como factor genético de susceptibilidad a la ES son muy sugerentes; no obstante, habría que realizar estudios de replicación en otras poblaciones independientes y más numerosas, así como analizar otros polimorfismos de este gen y de genes implicados en la vía de señalización del gen TGF-β, para confirmar su implicación en la genética de la ES.

### 4.2.2  *El factor de crecimiento de tejido conectivo (CTGF)*

El CTGF, también conocido como CNN2, se expresa de forma constitutiva en numerosos tipos celulares, entre ellos las células del endotelio, y de forma inducible tras la estimulación por TGF-β en los fibroblastos. Se ha observado que existe una expresión elevada de CTGF en tejidos de pacientes con ES.[27] Estas evidencias llevaron a evaluar la posibilidad de que variantes genéticas del gen CTGF pudieran estar asociadas con susceptibilidad a la ES. En un primer estudio se observó que un polimorfismo consistente en el cambio de una G por una C en posición -945 en el promotor del gen CTGF confería un mayor riesgo para desarrollar la ES en un grupo de pacientes ingleses. En este mismo trabajo, mediante estudios *in vitro* se observó que los individuos con el genotipo GG, asociado con susceptibilidad a la enfermedad, presentaban mayores niveles de transcripción del gen CTGF.[29] A pesar de estos resultados tan interesantes, en estudios posteriores en los que se ha intentado confirmar la implicación de dicho gen como un factor genético de ES, los resultados han sido controvertidos. Dos estudios muy potentes por el elevado número de individuos analizados en los que se analizaron respectivamente una amplia cohorte americana y seis cohortes europeas, no han podido confirmar la asociación del polimorfismo-945 del gen CTGF con susceptibilidad a la ES.[30,31] Por el contrario, en una población japonesa se ha confirmado que el alelo G del gen CTGF confiere susceptibilidad a la ES.[32] Considerando los datos existentes en la actualidad, se podría sugerir que el polimorfismo-945 del gen CTGF parece no desempeñar un papel determinante en la genética de la ES en poblaciones caucásicas.

## 4.3 Genes implicados en la función vascular

Una de las primeras manifestaciones clínicas que presentan los pacientes con ES es la alteración de la función vascular. La producción alterada de factores vasodilatadores, como el óxido nítrico, y de factores vasoconstrictores, como las endotelinas, da lugar en ellos a la disfunción en la constricción/dilatación de los vasos.[33] Así, las moléculas implicadas en las vías de señalización que regulan la función vasomotora han sido consideradas candidatas interesantes en los estudios genéticos de asociación.

### 4.3.1 El eje de la endotelina 1 (ET-1)

La ET-1 es un péptido vasoconstrictor que tiene una función esencial en el daño vascular. A través de la interacción con sus receptores ($ET_A$ y $ET_B$) regula la vasoconstricción, así como la reparación de tejidos y la fibrosis mediante la activación de los fibroblastos. En múltiples estudios se ha demostrado la existencia de niveles elevados de ET-1 en pacientes con ES en comparación con controles sanos, y que además estos niveles se correlacionan con la severidad de la enfermedad.[33] Se han descrito numerosas variantes genéticas en el gen de la ET-1 (EDN1) y de sus receptores (EDNRA y EDNRB) asociadas con diferentes patologías del sistema vascular. En el caso de la ES, sólo un trabajo ha estudiado la distribución de diferentes variantes genéticas de los genes EDN1, EDNRA y EDNRB en pacientes con ES y controles sanos.[34] Aunque no se encontraron diferencias significativas al comparar el total de pacientes con ES con los controles, sí se observó que tres polimorfismos del gen EDNRB se asociaban con mayor susceptibilidad a la forma difusa de la enfermedad y que dos polimorfismos del gen EDNRA conferían mayor riesgo de presentar anticuerpos antiRNA polimerasa I. Dado que éste es el único trabajo publicado hasta la fecha, estos resultados deben interpretarse con cautela hasta que futuros estudios confirmen estos datos en poblaciones independientes.

### 4.3.2 Genes reguladores de la producción de óxido nítrico

El óxido nítrico (ON) es una importante molécula reguladora de diversos mecanismos fisiológicos y patológicos en los sistemas nervioso, cardiovascular e inmunológico. La producción de ON se lleva a cabo de forma constitutiva por las sintasas endoteliales (eNOS o NOS1) o neuronales (nNOS o NOS3). En condiciones de estrés derivadas de procesos infecciosos o autoinmunes, se induce la producción de ON en mayores concentraciones por la óxido nítrico sintasa inducible (iNOS o NOS2).[35] En los diversos estudios que han analizado los niveles de ON en pacientes con ES, se han obtenido resultados confusos y se han observado tanto niveles aumentados como disminuidos de esta molécula, de manera que todavía no se ha establecido claramente si el ON contribuiría al desarrollo de la ES o si, por el contrario, ejerce un efecto protector contra ésta.[2] Del mismo modo, los estudios genéticos efectuados hasta el momento no muestran resultados concluyentes.[2] Inicialmente, se observó que el alelo T del polimorfismo 894 del gen NOS3 confería susceptibilidad a la ES en una población italiana, pero estudios posteriores no pudieron confirmar estos resultados. También se han analizado diferentes polimorfismos del gen NOS2A en una población japonesa en la que se observó que los alelos cortos de un microsatélite consistente en variaciones de cinco repeticiones CCTTT (de 6 a 20 repeticiones) se asociaban con hipertensión arterial pulmonar y también con una menor expresión de iNOS.[2] No obstante, no se cuenta con estudios realizados en otras poblaciones que confirmen estos hallazgos.

## 5  Conclusiones

El conocimiento de los factores genéticos implicados en la predisposición genética a la ES es, por el momento, limitado. Si bien en este capítulo hemos comentado los hallazgos más representativos en este campo, el número de trabajos en los que se han llevado a cabo estudios de asociación en esta enfermedad es mucho más amplio. En casi todos los casos los resultados han tenido escasa trascendencia, bien sea por el bajo número de individuos analizados o por la falta de reproducibilidad de las evidencias obtenidas. Sin embargo, el nacimiento de nuevos grupos de investigación interdisciplinares y la colaboración internacional está permitiendo dejar a un lado estas limitaciones y comienza a dar como resultado la identificación de nuevos marcadores genéticos de susceptibilidad a la ES. Es el caso de los genes STAT4 o IRF5, factores genéticos comunes de autoinmunidad, que también están implicados en la genética de la ES de forma clara y reproducible en diferentes poblaciones, resaltando además la importancia de la alteración de la vía del interferón en la patogénesis de la ES.

Queda aún mucho camino por recorrer y se espera que a la luz de las nuevas tecnologías y estrategias en el estudio de la genética de enfermedades complejas, como los estudios de asociación del genoma completo, se identifiquen nuevos marcadores genéticos implicados en la susceptibilidad a la ES, así como aquellos que probablemente determinan la aparición de sus diferentes fenotipos.

## BIBLIOGRAFÍA

**1.** Jiménez SA, Derk CT. Following the molecular pathways toward an understanding of the pathogenesis of systemic sclerosis. Annals of internal medicine 2004; 140: 37-50.
**2.** Agarwal SK, Tan FK, Arnett FC. Genetics and genomic studies in scleroderma (systemic sclerosis). Rheum Dis Clin North Am 2008; 34: 17-40.
**3.** Assassi S, Arnett FC, Reveille JD *et al.* Clinical, immunologic, and genetic features of familial systemic sclerosis. Arthritis Rheum 2007; 56: 2031-037.
**4.** Cordell HJ, Clayton DG. Genetic association studies. Lancet 2005; 366: 1121-131.
**5.** Altshuler D, Daly MJ, Lander ES. Genetic mapping in human disease. Science 2008; 322: 881-88.
**6.** Kruglyak L. The road to genome-wide association studies. Nature reviews 2008; 9: 314-18.
**7.** Gregersen PK, Olsson LM. Recent advances in the genetics of autoimmune disease. Annual review of immunology 2009; 27: 363-91.
**8.** Johnson RW, Tew MB, Arnett FC. The genetics of systemic sclerosis. Curr Rheumatol Rep 2002; 4: 99-107.
**9.** Loubiere LS, Lambert NC, Madeleine MM *et al.* HLA allelic variants encoding DR11 in diffuse and limited systemic sclerosis in Caucasian women. Rheumatology (Oxford, England) 2005; 44: 318-22.
**10.** Vlachoyiannopoulos PG, Dafni UG, Pakas I *et al.* Systemic scleroderma in Greece: low mortality and strong linkage with HLA-DRB1*1104 allele. Annals of the rheumatic diseases 2000; 59: 359-67.
**11.** Morel PA, Chang HJ, Wilson JW *et al.* Severe systemic sclerosis with anti-topoisomerase I antibodies is associated with an HLA-DRw11 allele. Human immunology 1994; 40: 101-10.
**12.** Kuwana M, Okano Y, Kaburaki J *et al.* HLA class II genes associated with anticentromere antibody in japanese patients with systemic sclerosis (scleroderma). Annals of the rheumatic diseases 1995; 54: 983-87.
**13.** Joung CI, Jun JB, Chung WT *et al.* Association between the HLA-DRB1 gene and clinical features of systemic sclerosis in Korea. Scandinavian journal of rheumatology 2006; 35: 39-43.
**14.** Gilchrist FC, Bunn C, Foley PJ *et al.* Class II HLA associations with autoantibodies in scleroderma: a highly significant role for HLA-DP. Genes and immunity 2001; 2: 76-81.

**15.** Reveille JD, Fischbach M, McNearney T *et al.* Systemic sclerosis in 3 US ethnic groups: a comparison of clinical, sociodemographic, serologic, and immunogenetic determinants. Semin Arthritis Rheum 2001; 30: 332-46.
**16.** Arnett FC, Howard RF, Tan F *et al.* Increased prevalence of systemic sclerosis in a native american tribe in Oklahoma. Association with an amerindian HLA haplotype. Arthritis and rheumatism 1996; 39: 1362-370.
**17.** Zhernakova A, van Diemen CC, Wijmenga C. Detecting shared pathogenesis from the shared genetics of immune-related diseases. Nature reviews 2009; 10: 43-55.
**18.** Denton CP, Black CM, Abraham DJ. Mechanisms and consequences of fibrosis in systemic sclerosis. Nat Clin Pract Rheumatol 2006; 2: 134-44.
**19.** Gu YS, Kong J, Cheema GS *et al.* The immunobiology of systemic sclerosis. Semin Arthritis Rheum 2008; 38: 132-60.
**20.** Peng SL. Transcription factors in autoimmune diseases. Front Biosci 2008; 13: 4218-240.
**21.** Watford WT, Hissong BD, Bream JH *et al.* Signaling by IL-12 and IL-23 and the immunoregulatory roles of STAT4. Immunological reviews 2004; 202: 139-56.
**22.** Deleuran B, Abraham DJ. Possible implication of the effector CD4+ T-cell subpopulation TH17 in the pathogenesis of systemic scleroderma. Nat Clin Pract Rheumatol 2007; 3: 682-83.
**23.** Rueda B, Broen J, Simeon C *et al.* The STAT4 gene influences the genetic predisposition to systemic sclerosis phenotype. Human molecular genetics 2009; 18: 2071-077.
**24.** Honda K, Taniguchi T. IRFs: master regulators of signalling by Toll-like receptors and cytosolic pattern-recognition receptors. Nat Rev Immunol 2006; 6: 644-58.
**25.** Dieude P, Guedj M, Wipff J *et al.* Association between the IRF5 rs2004640 functional polymorphism and systemic sclerosis: a new perspective for pulmonary fibrosis. Arthritis and rheumatism 2009; 60: 225-33.
**26.** Gregersen PK, Lee HS, Batliwalla F *et al.* PTPN22: setting thresholds for autoimmunity. Seminars in immunology 2006; 18: 214-23.
**27.** Leask A. Scar wars: is TGFbeta the phantom menace in scleroderma? Arthritis research & therapy 2006; 8: 213.

**28.** Crilly A, Hamilton J, Clark CJ *et al.* Analysis of transforming growth factor beta1 gene polymorphisms in patients with systemic sclerosis. Annals of the rheumatic diseases 2002; 61: 678-81.

**29.** Fonseca C, Lindahl GE, Ponticos M *et al.* A polymorphism in the CTGF promoter region associated with systemic sclerosis. The New England journal of medicine 2007; 357: 1210-220.

**30.** Gourh P, Mayes MD, Arnett FC. CTGF polymorphism associated with systemic sclerosis. N Engl J Med 2008; 358: 308-09.

**31.** Rueda B, Simeon C, Hesselstrand R *et al.* A large multicenter analysis of CTGF -945 promoter polymorphism does not confirm association with systemic sclerosis susceptibility or phenotype. Annals of the rheumatic diseases 2008. En prensa.

**32.** Kawaguchi Y, Ota Y, Kawamoto M *et al.* Association study of a polymorphism of the CTGF gene and susceptibility to systemic sclerosis in the Japanese population. Annals of the rheumatic diseases 2008. En prensa.

**33.** Abraham D, Distler O. How does endothelial cell injury start? The role of endothelin in systemic sclerosis. Arthritis research & therapy 2007; 9(suppl 2): S2.

**34.** Fonseca C, Renzoni E, Sestini P *et al.* Endothelin axis polymorphisms in patients with scleroderma. Arthritis and rheumatism 2006; 54: 3034-042.

**35.** Aktan F. iNOS-mediated nitric oxide production and its regulation. Life sciences 2004; 75: 639-53.

# Capítulo 3

# La vasculopatía esclerodérmica: de la lesión vascular a la fibrosis

V. Fonollosa Pla, C. P. Simeón Aznar, M. Vilardell Tarrés

Unidad de Enfermedades Autoinmunes Sistémicas
Servicio de Medicina Interna
Hospital Universitari Vall d'Hebron
Barcelona

*Dirección para correspondencia*
Hospital Universitari Vall d'Hebron
Dr. V. Fonollosa Pla
vfonollosa@vhebron.net

# 1 Introducción

La esclerosis sistémica (ES) es una enfermedad multiorgánica de etiología desconocida. Se caracteriza por la presencia de una extensa fibrosis, determinadas alteraciones inmunológicas y una lesión vascular localizada, predominantemente, en la microcirculación.

## 2 La lesión vascular: el primer motor de la enfermedad

En la patogenia de la ES, los componentes fibrótico, inmunológico y vascular están interrelacionados, pero las características clínicas y patológicas de la enfermedad apuntan a que la lesión vascular y la activación endotelial son el primer motor, a partir del cual se suceden el resto de alteraciones que constituyen el cuadro patogénico.[1] Las lesiones vasculares afectan, por lo general, a la microcirculación y a las arteriolas, en las que se observa una necrosis capilar con proliferación de la íntima arteriolar y fibrosis, que acaba ocasionando la oclusión de los vasos, el descenso del flujo en diferentes órganos y la isquemia crónica progresiva de los tejidos[2] (véase la figura 1).

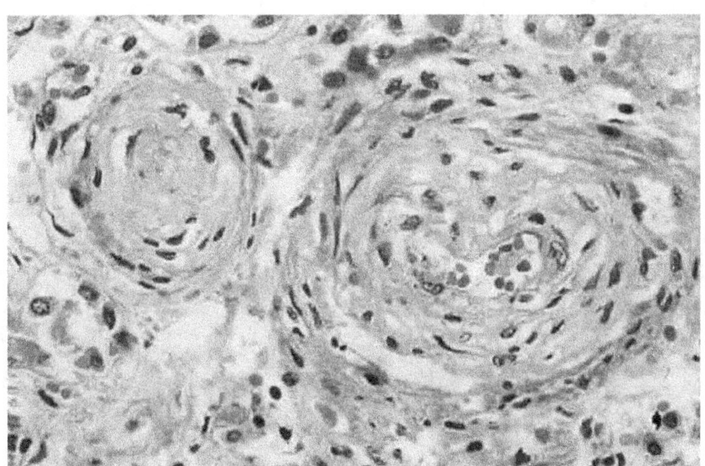

*Figura 1. Vaso arterial con marcada hiperplasia miointimal que oblitera la luz vascular (× 250 H & E).*

El sistema vascular también se afecta por un aumento de la capacidad vasoconstrictora, mediada por la endotelina-1, y la reducción de la vasodilatadora, secundaria a la disminución de óxido nítrico y del factor relajante dependiente del endotelio.[3,4] En un intento de simplificación, se podría indicar que la enfermedad vascular en la ES se caracteriza por un desequilibrio entre factores vasoconstrictores y vasodilatadores, que se decanta a favor de un fenotipo vasoespástico, al que acompaña una patología estructural de los vasos afectados.

No se conocen los factores patogénicos que originan la lesión vascular/endotelial inicial, pero es posible que la alteración y activación prolongadas del endotelio, provocadas por un mecanismo de isquemia/reperfusión, un proceso inmune/inflamatorio o un desequilibrio entre la coagulación y la fibrinólisis, puedan causar una disfunción y un irreversible deterioro de la integridad de los vasos.[4,5] Además de estos mecanismos, también se han demostrado, en estudios experimentales, otros elementos con capacidad patogénica, como son: determinadas infecciones (citomegalovirus), linfocitos T citotóxicos, citotoxicidad celular dependiente de anticuerpos y anticuerpos anticélula endotelial.[4,5] Varios indicadores de activación y apoptosis de la célula endotelial, como la endotelina-1, algunas moléculas de adhesión, la trombomodulina y el factor von Willebrand (fvW) están aumentados en la sangre de los pacientes con ES. El fvW contribuye, además, a la adhesión y agregación de las plaquetas y a la formación de trombosis.[3,5]

La lesión vascular morfológica puede también demostrarse, mediante la capilaroscopia del lecho ungueal, por la presencia de una irregular y caótica arquitectura capilar que se expresa en forma de pérdida capilar, hemorragias y megacapilares.[6] La reducción de la densidad capilar conduce a una disminución del flujo sanguíneo y a una isquemia de los tejidos, que serán el sustrato de las manifestaciones clínicas de la enfermedad (véase la figura 2).

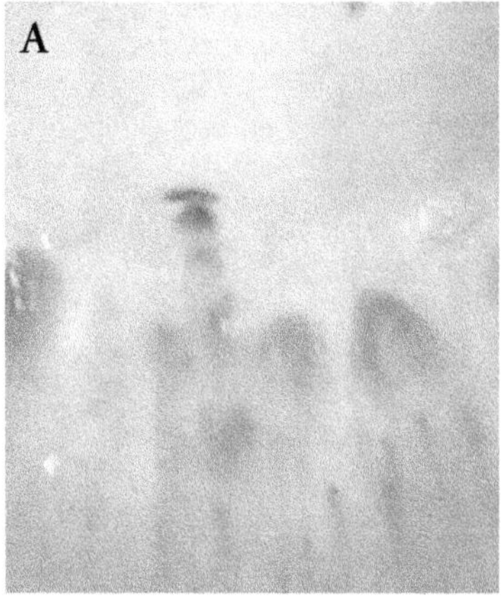
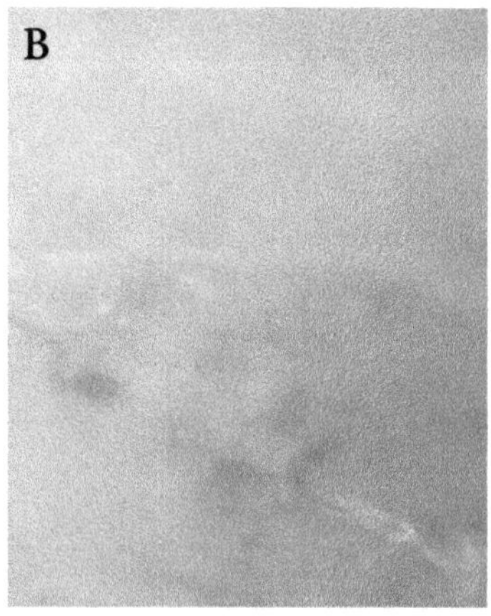

*Figura 2. A) Capilaroscopia: dilatación capilar con megacapilares y hemorragias. Patrón capilaroscópico más frecuente en la forma limitada de esclerosis sistémica. B) Capilaroscopia: desestructuración vascular, con pérdida capilar extensa. Patrón capilaroscópico más frecuente en la forma difusa de esclerosis sistémica.*

## 3  Mecanismos patogénicos de la vasculopatía esclerodérmica

Establecida la vasculopatía como el primero y fundamental componente de la secuencia patogénica de la enfermedad, aparecen más sombras que luces cuando se trata de determinar las particularidades de los posibles mecanismos que intervienen en su desarrollo. Poco se sabe de cómo comienza el proceso lesivo vascular y menos –si la hay– de la esperada respuesta reparadora. La angiogénesis es incompleta a pesar de la numerosa presencia de factores proangiogénicos y el papel de la vasculogénesis –y de los progenitores endoteliales circulantes– está aún por concretar.[3,7,8]

### 3.1  *Angiogénesis*

La hipoxia hística estimula la formación de nuevos vasos sanguíneos partiendo de los preexistentes (angiogénesis) e induce la expresión de factores angiogénicos, que son los que, en definitiva, regularán y favorecerán, mediante la vasodilatación, la proliferación de las células endoteliales y la estabilización de la luz, la presencia de nuevas formas vasculares, con el fin de compensar la reducida concentración de oxígeno que hay en el medio.[3,7] En la ES, la angiogénesis está profundamente alterada, a pesar de la intensa hipoxia presente en los tejidos.

El factor de crecimiento vascular endotelial (FCVE) es determinante en la formación de nuevos vasos, al controlar varias fases de la angiogénesis. Cualquier mínimo cambio en la concentración del FCVE tiene un marcado efecto sobre la angiogénesis.[3] La falta de una respuesta angiogénica adecuada frente a la hipoxia, y a otros estímulos, para formar vasos en pacientes con ES podría explicarse por una síntesis inapropiada de factores angiogénicos o por la acción de factores angioestáticos.

En este sentido, en un estudio reciente se ha demostrado una disminución cualitativa y cuantitativa de la plasmina proangiogénica acompañada de un aumento en la síntesis de angiostatina antiangiogénica.[9] También las kalicreínas 9, 11 y 12 proangiogénicas están disminuidas, mientras que la kalicreína 3 antiangiogénica se halla aumentada.[4] En definitiva, se asistiría a un desequilibrio entre los factores angiogénicos y angiostáticos, a favor de estos últimos. Por otro lado, y de manera sorprendente, el FCVE está intensamente sobreexpresado en la piel de los pacientes con ES. De acuerdo con esta observación, la concentración de FCVE es variable, según las diferentes fases de la enfermedad. Asimismo, se correlaciona con la presencia de úlceras digitales, cuando se compara con individuos sanos, aunque no está tan elevada como la registrada en pacientes que no presentan úlceras. Estos datos indican que el FCVE puede tener efectos protectores en los pacientes con ES, si su concentración excede a la del umbral del individuo. Junto con la concentración de FCVE, el período de tiempo de su expresión es fundamental: si resulta demasiado corto, los vasos neoformados son de naturaleza inestable, mientras que, paradójicamente, si la sobreexpresión del FCVE es prolongada, los efectos producidos son también desfavorables, ya que los vasos se fusionan entre sí y forman una red de vasos anárquica parecida a la observada en la capilaroscopia de los pacientes con ES.[7] Se puede afirmar, pues, que la formación de vasos parece del todo insuficiente para reemplazar a los dañados, a pesar de los estímulos proangiogénicos desencadenados por la hipoxia.

## 3.2   Vasculogénesis

La vasculogénesis –proceso por el cual se forman nuevos vasos a expensas de células endoteliales progenitoras circulantes (CEPC), con independencia de los vasos preexistentes– también puede estar afectada en la ES. No obstante, los estudios sobre la vasculogénesis en la ES vierten resultados contradictorios, en relación con la presencia y el papel que pueden desempeñar estas células en la enfermedad.[3,7,10]

Kuwana *et al.*[11] señalan que el número de CEPC está muy reducido en pacientes con ES difusa comparado con el de los controles sanos. Además de la reducción numérica, la capacidad de las CEPC de pacientes con ES para diferenciarse en células endoteliales *in vitro* también está deteriorada.[11,12] Estos datos sugieren que la vasculogénesis puede estar alterada en la ES; no obstante, por algunas cuestiones metodológicas, el escaso número de pacientes –con una alta proporción en las etapas avanzadas de la enfermedad (media de 10 años de duración)– y la presencia de una situación isquémica crónica, puede que haya un cierto sesgo en estas observaciones. El mecanismo que ocasiona el déficit de CEPC es desconocido. Algunas hipótesis plantean que las CEPC podrían ser destruidas en sangre periférica o que su producción en la médula ósea quizá fuera defectuosa. De igual manera, la presencia de elevadas concentraciones de FCVE, de factor de crecimiento básico del fibroblasto y del hepatocito, detectados en la circulación de pacientes con ES, apunta a que las CEPC, las células germinales en la médula ósea, o ambas, estén alteradas y no respondan adecuadamente a estos factores angiogénicos.[11] Tanto los progenitores endoteliales como las células mesenquimatosas expresan FCVEr, lo que indica que las células de la médula ósea están intensamente estimuladas para diferenciarse hacia una estirpe endotelial. Además, la diferenciación endotelial *in vitro* sólo se produce con CEPC de pacientes que se encuentran en una fase inicial de la ES. Se ha observado, asimismo, que las CEPC de pacientes con esclerosis sistémica son defectuosas para la expresión del gen FCVER-1, y su proteína, después de un estímulo hipóxico, y que en esta situación la concentración sérica de sFCVER-1 es baja. Este descenso de sFCVER-1 puede, a su vez, estimular la vía del FCVE/FCVER-2 y provocar una incontrolada sobreestimulación de FCVE con los más que probables efectos lesivos sobre la vasculatura.[13]

En estudios más específicos, que utilizan otros métodos de cuantificación de las CEPC, se ha demostrado que el número de CEPC está aumentado en las fases iniciales de la enfermedad y disminuido en las finales, mientras que la concentración de

FCVE está aumentada en los pacientes con ES, en concreto en las últimas etapas de la enfermedad.[12,14,15] El aumento de CEPC se entiende como secundario a la movilización de estas células desde la médula ósea hacia la lesión vascular periférica, de manera que la cantidad de CEPC desciende en aquellos pacientes que presentan lesiones vasculares digitales graves, al emigrar y asentarse en el tejido específicamente afectado.[15] En estos mismos trabajos se observa que, en realidad, hay una alteración en el microambiente de la médula ósea que afecta tanto al compartimento de las células germinales endoteliales como al de las mesenquimatosas y que esta afección puede desempeñar un significativo efecto sobre la vasculogénesis en la ES.[12,16] Las células germinales mesenquimatosas (CGM) pueden también ser el origen las CEPC. En la ES, las CGM tienen un patrón normal de indicadores biológicos y funcionales, pero el potencial angiogénico de las CGM-endoteliformes está reducido. Dichas células tienen poca capacidad para formar estructuras capilariformes, de modo que dan lugar a una red endotelial incompleta, con vasos muy finos, aun después de la estimulación con FCVE y factor derivado del estroma, lo que apunta a que la reparación endotelial en la ES puede estar afectada a partir de la médula ósea.[16] Puede señalarse, pues, que de la movilización inicial de las CEPC desde la médula ósea se pasa a una etapa de depleción de estas células, relacionada con las condiciones de isquemia crónica y progresión de la enfermedad. Para algunos autores, no obstante, aún quedaría por establecer de forma definitiva si las CEPC son un epifenómeno relacionado con la presencia de una lesión endotelial o son la causa de una insuficiente respuesta reparadora vascular.

El resultado final de una insuficiente angiogénesis y una defectuosa vasculogénesis, como parece que estén presentes, pone de manifiesto que en la ES hay una profunda alteración de la respuesta reparadora que cabría esperar frente a la grave vasculopatía propia de la enfermedad, cuya expresión, en forma de unas amplias y variables manifestaciones clínicas de naturaleza vascular, constituye, en realidad, la mayor parte del cuadro patológico de la ES.


## 3.3　Endotelina

La endotelina 1 (ET-1), sintetizada sobre todo por las células endoteliales y musculares lisas, es, tal vez, la sustancia vasoconstrictora más potente de las conocidas. Tiene un marcado efecto mitógeno sobre las células musculares lisas y los fibroblastos e induce la formación de matriz extracelular. Muchas sustancias, entre ellas la trombina, la epinefrina, el TNF-α, el TGF-β, la angiotensina II y la hipoxia estimulan la síntesis de ET-1 por parte de las células endoteliales.[4] La capacidad para regular el crecimiento de las células mesenquimales, para favorecer la producción de colágeno, y fibronectina, y la migración celular, convierten a la ET-1 en uno de los principales reguladores de la síntesis de matriz extracelular y remodelado vascular.[3] La ET-1 es también una citocina con efectos fibróticos, ya que aumenta la proliferación de los fibroblastos y la síntesis de colágeno tipo I y III, a la vez que disminuye la expresión de la metaloproteinasa-1 de la matriz.[4] La concentración de ET-1 plasmática está aumentada en la ES y se ha relacionado con la presencia de muchas de las características propias de la enfermedad, por ejemplo: la vasoconstricción intensa, la proliferación vascular de las células endoteliales, la hipertrofia de las células musculares lisas y el remodelado irreversible vascular.[3,4] También se ha establecido una relación entre el aumento de ET-1 y el fenómeno de Raynaud, la hipertensión pulmonar, la crisis renal y la fibrosis pulmonar.[17] La decisiva participación de la ET-1 en la patogenia de la ES queda reflejada, asimismo, por la eficacia que el bosentán (un antagonista dual de los receptores de la endotelina) ha demostrado en la prevención de las úlceras digitales y en la mejoría de los síntomas debidos a la hipertensión arterial pulmonar.

### 3.4   *Radicales superóxido*

La exposición de las células endoteliales a un estrés oxidativo causa lesiones morfológicas y alteraciones en la adhesión intercelular. Los radicales superóxido inhiben la síntesis de óxido nítrico, prostaciclina, activador del plasminógeno, proteína S y sulfato de heparina, y, por tanto, queda afectado el control del tono y la permeabilidad vascular, así como la trombo-resistencia en la microcirculación. Por otro lado, los radicales libres, mediante la peroxidación lipídica, pueden ocasionar alteraciones funcionales y estructurales en la membrana de los hematíes que contribuyan al desarrollo de las alteraciones vasculares que se observan en la ES.[18] Se ha demostrado que las LDL *(low density lipoproteins)* de pacientes con ES son más susceptibles de oxidación –probablemente por la vía de los radicales libres– que las de los pacientes con fenómeno de Raynaud primario. También se ha constatado, en pacientes que padecen ES, la presencia de concentraciones aumentadas, tanto en orina como en suero, de sustancias que indican actividad de los radicales superóxido. Otro de los efectos adversos de los aniones superóxido, aparte de la inactivación del óxido nítrico, es la nitrosilación de las proteínas por peroxinitrito, un producto de la reacción entre el NO y el superóxido; las concentraciones de proteínas nitrosiladas están aumentadas en el plasma de los pacientes que presentan la forma difusa de la enfermedad, mientras que no se han demostrado en la forma limitada, ni tampoco en quienes padecen el fenómeno de Raynaud primario.[19]

### 3.5   *Óxido nítrico/prostaciclina*

La síntesis de óxido nítrico (NO) y la de prostaciclina están disminuidas, cuando se produce una lesión en el endotelio. De todos modos, en algunos estudios se ha detectado un aumento de los metabolitos de la prostacilina, lo que podría indicar una resistencia a su efecto vasodilatador, más que una reducción de su síntesis. No obstante, sea por un motivo o por otro, en la práctica clínica se ha observado una mejoría de los síntomas vasculares al administrar prostanoides.

El NO es una de las pocas moléculas que actúan en la regulación de los sistemas cardiovascular, nervioso, renal, inmune y en sus interacciones. Su síntesis por parte del endotelio vascular constituye una poderosa señal vasodilatadora para las células musculares lisas. El NO y la prostaciclina nivelan, en los vasos normales, la acción vasoconstrictora de la ET-1. Un desequilibrio en la cantidad de estas dos sustancias puede ser uno de los mecanismos subyacentes en la patogenia de la ES. La relajación dependiente del endotelio está alterada en la ES, pero en los trabajos donde se analizan las concentraciones plasmáticas de NO, los resultados no son uniformes y se ha comprobado, en algunos estudios, que los valores de NO son significativamente más elevados que en los controles.[4] En los enfermos con ES, no obstante, el trastorno de la relajación está relacionado con una reducción en la expresión del gen de la óxido nítrico sintasa endotelial (eNO) y con la disminución de la síntesis de NO en la piel y en el endotelio de la microcirculación. De forma indirecta, la disminución de la síntesis podría relacionarse con la concentración aumentada de la dimetilarginina asimétrica, ya que ésta es un inhibidor endógeno de la eNO sintasa.[20] La alteración en la síntesis de NO no sólo tiene consecuencias sobre el control del tono vascular sino que también se afectan otros procesos en los que interviene, por ejemplo, la inhibición de la agregación de las plaquetas y la especial protección que ejerce sobre las células endoteliales contra la oxidación. También limita la activación endotelial inducida por citocinas y la adhesión de monocitos. Inhibe, además, la proliferación de las células musculares.

Así pues, la alteración en la síntesis de NO puede contribuir a la patogenia de la ES, en particular en el proceso proliferativo de la íntima arteriolar y, en definitiva, en las lesiones estructurales de los vasos.


## 3.6 Plaquetas

Existen muchas pruebas concluyentes de que las plaquetas están activadas en la ES. Se han demostrado concentraciones aumentadas de proteínas específicas de las plaquetas como el factor-4 plaquetar y la β-trombomodulina.[21] En exámenes ultraestructurales de plaquetas procedentes de pacientes con ES se observa activación *in vivo* y síntesis de gránulos. La activación de las plaquetas también se ha puesto de manifiesto *in vitro* por un aumento de su agregación, tanto espontánea como inducida por ADP y colágeno. La activación de las plaquetas es secundaria a la disfunción endotelial.[4] Varios de los mediadores derivados de las células endoteliales inhiben la activación y agregación plaquetar. En la ES, la activación de las plaquetas puede contribuir al remodelado y oclusión de los vasos, así como a la fibrosis de los tejidos, ya que son el principal reservorio y las canalizadoras de los factores de crecimiento pro y antiangiogénicos, y además, estimulan la síntesis de glicosaminoglicanos por parte de los fibroblastos. Dado el lugar tan específico donde estos factores actúan, las plaquetas podrían dirigir el estímulo angiogénico local en los tejidos, así como la incorporación y diferenciación de las células progenitoras circulantes.[3,4]

## 4   De la lesión vascular a la fibrosis

En la ES, el endotelio microvascular está muy alterado: la lámina basal se halla habitualmente engrosada, hay proliferación de la íntima, fibrosis y oclusión de la luz. El número de capilares está reducido y la respuesta reparadora, que debería sustituirlos por otros nuevos vasos, se encuentra ausente o no se corresponde con la magnitud de la vasculopatía. La lesión y apoptosis de las células endoteliales microvasculares es, sin duda, un hecho nuclear en la patogenia de esta enfermedad, pues causa una disfunción de la microcirculación y la posterior insuficiencia de los órganos afectados. La disfunción microvascular es una conspicua característica en las etapas iniciales de la ES, que se agrava de forma progresiva durante el avance de la enfermedad. La disfunción se manifiesta por un aumento de la permeabilidad y alteración del control del tono vascular. Un desequilibrio en los estímulos sobre el endotelio vascular con aumento de la producción de endotelina en detrimento de la de NO y prostaciclina inclina la balanza hacia la vasoconstricción y contribuye a la proliferación de la íntima, la fibrosis vascular y la rigidez de la pared de los vasos. La activación de las plaquetas y el estado procoagulante, con una fibrinólisis reducida, favorecen los depósitos de fibrina, la proliferación de la íntima y la obliteración de la luz. La apoptosis de las células endoteliales microvasculares puede también activar el sistema inmune/inflamatorio, y por una acción directa activar el complemento y la cascada de la coagulación con la correspondiente trombosis microvascular y ulterior alteración vascular. Por distintas vías se produce una sínte-

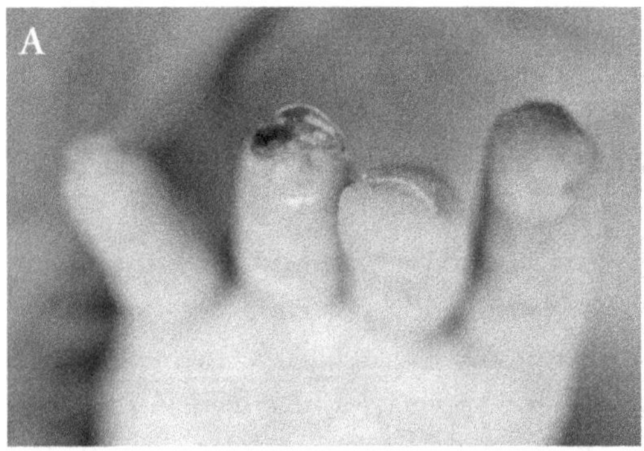
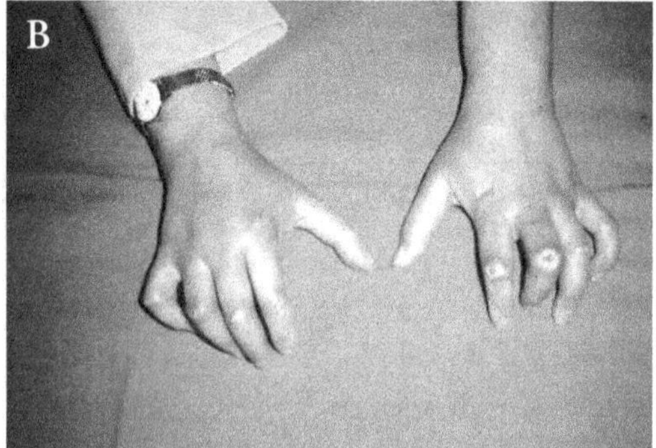

*Figura 3. A) Úlcera digital necrótica localizada en el pulpejo del dedo (oclusión vascular).*
*B) Úlcera digital localizada en las prominencias óseas (microtraumatismos repetidos).*

sis aumentada de factores de crecimiento cuya célula diana, entre otras, es el fibroblasto, el cual responde, a su vez, con una exagerada producción de colágeno y la acumulación de tejido fibrótico (véase la figura 3).

## 5 Expresión clínica de la vasculopatía esclerodérmica

La vasculopatía esclerodérmica tiene como traducción sintomática más específica: el fenómeno de Raynaud –con su variable escala de gravedad–, la hipertensión arterial pulmonar y la crisis renal. También contribuye, en general, al resto de las complicaciones que presentan estos pacientes, por ejemplo la isquemia miocárdica y la afección gastrointestinal, y determina en muchas ocasiones el pronóstico de la enfermedad.[22]

### 5.1 *Fenómeno de Raynaud / Úlceras isquémicas digitales*

Presente en la casi totalidad de los enfermos, es, por lo demás, la primera manifestación clínica de la ES en más del 90 % de los casos, lo cual refuerza, junto a las tempranas alteraciones morfológicas observadas en la capilaroscopia, la hipótesis, ampliamente aceptada, de que en la ES la vasculopatía es la primera y primordial alteración a partir de la cual se desencadena todo el proceso patológico restante.[23]

En la ES, la presencia de fenómeno de Raynaud es una constante, y ante su ausencia, se impone una revisión del diagnóstico de la enfermedad. Puede preceder en años al desarrollo de la ES, en particular en los pacientes con la forma limitada, en la que especialmente se recoge muy a menudo, en la historia clínica, el antecedente lejano del FR, y en no pocas ocasiones, es la única manifestación de la enfermedad.

El fenómeno de Raynaud (FR) no es sólo una alteración funcional, sino que se acompaña de alteraciones estructurales de la pared vascular, en forma de proliferación de la íntima con fibrosis y trombosis intraluminal. Dichas lesiones ocasionan grados variables de obstrucción, aunque casi siempre por encima del 75 % de la luz vascular. En un elevado porcentaje de casos, cercano al 50 %, tanto en la forma limitada como en la difusa, puede tener graves consecuencias, ya que el reducido número de capilares y la disminución del flujo sanguíneo periférico causan una isquemia hística distal que se traduce, clínicamente, en forma de úlceras necróticas localizadas en el pulpejo de los dedos o sobre las prominencias de las estructuras óseas[1,24] (véase la figura 4). Estas lesiones ulcerativas ocasionan una importante morbilidad en los enfermos. Son de tamaño variable y, con frecuencia, múltiples, de localización periférica y curso crónico, y además resultan muy dolorosas. Su evolución es, en general, tórpida y dejan cicatrices residuales, a veces profundas, en el pulpejo de los dedos, motivadas por los repetidos episodios de isquemia, el reducido flujo nutricional y la fibrosis de los tejidos. En la radiografía de las manos puede observarse, incluso, la resorción ósea de la porción distal de alguna de las falanges.[1,23-26]

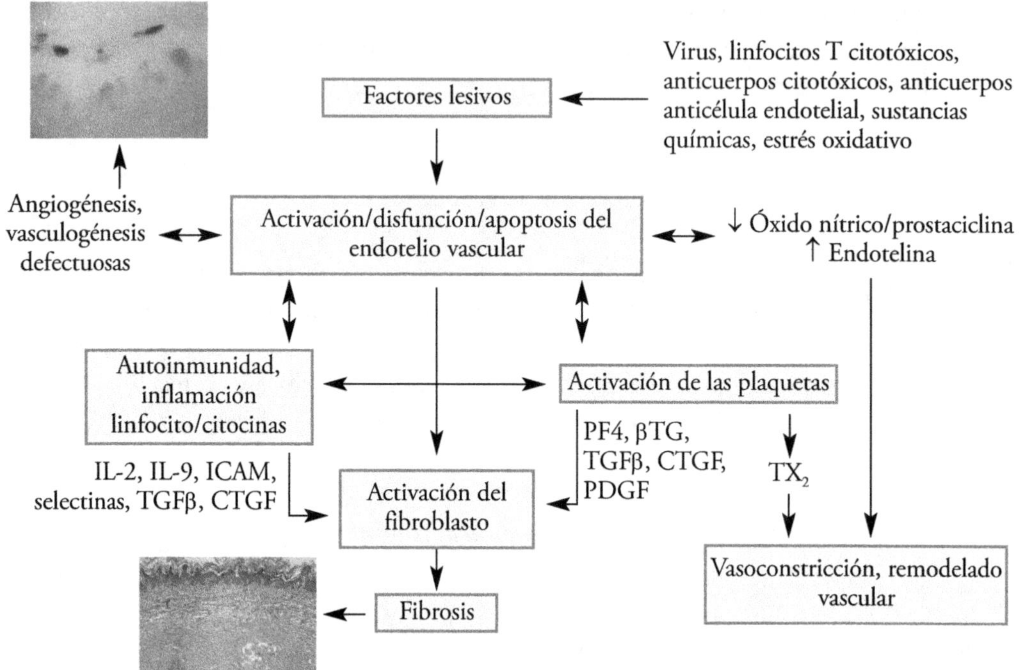


*Figura 4. Secuencia esquemática en la patogenia de la esclerosis sistémica: de la lesión vascular a la fibrosis. PF4: factor plaquetario 4; βTG: tromboglobulina beta; TGFβ: factor de crecimiento y transformación beta; TX₂: tromboxano A₂; IL-2: interleucina 2; IL-9: interleucina 9; ICAM: moléculas de adhesión intercelulares.*

## 5.2 Hipertensión arterial pulmonar

La afección pulmonar es la primera causa de muerte en la esclerosis sistémica. La frecuencia de la hipertensión arterial pulmonar (HAP) es variable, pero se sitúa cerca del 15 %, con predominio en las formas limitadas. La HAP y la enfermedad pulmonar intersticial suman el 50 % de todas las muertes relacionadas con la ES.[1,26,27]

La HAP puede presentarse independientemente de la afección intersticial y debe entonces considerarse como la expresión de una vasculopatía primaria pulmonar propia de la enfermedad. No se conoce con exactitud cuál es el mecanismo que causa la alteración vascular, pero todo apunta a que pueden intervenir los mismos factores que participan en la patogenia vasculopática general. Al parecer, hay un trastorno en la regulación de la actividad de los mediadores que controlan el tono vasomotor del lecho vascular pulmonar con predominio de los vasoconstrictores sobre los vasodilatadores; también contribuyen a la obstrucción de las arterias pulmonares determinadas alteraciones de la coagulación que causan trombosis *in situ*, y como tercer elemento patogénico estaría el remodelado de la pared de los vasos pulmonares con proliferación de las células musculares lisas. En este sentido, se ha demostrado que la concentración de ET-1 está elevada en la circulación sanguínea y en los pulmones de pacientes con ES, y que la sobreexpresión de la ET-1 en la HAP ocasiona, además de la vasoconstricción, una proliferación de las células vasculoendoteliales, junto con una hipertrofia de las células musculares lisas y un remodelado irreversible de los vasos pulmonares. Por todo ello, se ha señalado que la acción de la ET-1 podría tener un papel determinante en la patogenia de la HAP asociada a ES.[28]

La HAP es una de las complicaciones más graves de la ES y puede conducir a la muerte en un intervalo corto de tiempo. No obstante, con la introducción de nuevos fármacos el pronóstico ha mejorado y los esfuerzos deben dirigirse ahora a conseguir que el diagnóstico de HAP sea lo más temprano posible.[29]

## 5.3   Crisis renal esclerodérmica

La crisis renal esclerodérmica (CRE) con hipertensión arterial maligna e insuficiencia renal rápidamente progresiva es también una complicación grave de la ES. Se observa en el 12 % de las formas difusas de la enfermedad y en el 2 % de las limitadas, con una frecuencia global próxima al 6 %. Antes de que se introdujeran los inhibidores de la enzima conversiva de la angiotensina (IECA), la crisis renal era la primera causa de muerte. La supervivencia al primer año pasó a ser del 18 al 76 %, después de la prescripción de los IECA. En la actualidad, la supervivencia a los cinco años es del 60 % y como causa de muerte relacionada con la enfermedad, la CRE está cerca del 8 % del total.[26,27,29]

Al igual que en otros órganos, y participando de la vasculopatía que caracteriza a la ES, la lesión primaria renal se sitúa en el endotelio vascular y conduce a la proliferación y al engrosamiento de la íntima de las arterias renales intralobulares y arcuatas. Estas alteraciones facilitan la agregación y adhesión de las plaquetas, cuyos mediadores aumentan la permeabilidad vascular y participan en la síntesis aumentada de colágeno y fibrina, con lo que se llega a la obliteración luminal de los vasos afectados. Los linfocitos y las células mononucleares se hallan ausentes. Macroscópicamente, las alteraciones vasculares se traducen en forma de infarto, hemorragia o, incluso, necrosis cortical. Las lesiones son similares a las observadas en la hipertensión maligna, con la diferencia de que en la CRE hay fibrosis adventicial y periadventicial. Muchas de estas lesiones vasculares –aunque con un menor grado de alteración– se observan también en pacientes con ES sin CRE.[30,31]

La oclusión de los vasos arteriales es la causa del descenso de la perfusión renal, en particular del flujo cortical, que caracteriza a la CRE. Cannon ha puesto de manifiesto que, además de la alteración estructural del vaso, pueden añadirse episodios de vasoespasmo, como si se tratara de un «fenómeno de Raynaud renal».[32] La estenosis de arterias o arteriolas y la reducción del flujo son, probablemente, el origen de la isquemia del aparato yuxtaglomerular. Se estimula la secreción de renina y la formación de grandes cantidades de angiotensina II, con la correspondiente vasoconstricción, hipertensión arterial, y más isquemia renal, cerrándose así el círculo vicioso de la CRE.[30]

BIBLIOGRAFÍA

1. Guiducci S, Giacomelli, R, Matucci-Cerinic M. Vascular complications of scleroderma. Autoimmun Rev 2007; 6: 520-23.

2. Fleming JN, Schwartz SM. The pathology of scleroderma vascular disease. Rheum Dis Clin N Am 2008; 34: 41-55.

3. Guiducci S, Distler O, Distler JHW *et al.* Mechanisms of vascular damage in SSc-implications for vascular treatment strategies. Rheumatology 2008; 47: v18-v20.

4. Kahaleh B. Vascular disease in scleroderma: mechanisms of vascular injury. Rheum Dis Clin N Am 2008; 34: 57-71.

5. Kahaleh B. The microvascular endothelium in scleroderma. Rheumatology 2008; 47: v14-v15.

6. Simeón CP, Fonollosa V, Vilardell M, Armadans L, Lima J, Cuenca R *et al.* Study of the capillary microscopy changes in scleroderma and their association with organ disease, clinical manifestations and disease progression. Med Clin (Barc) 1991; 97: 561-64.

7. Distler JHW, Gay S, Distler O. Angiogenesis and vasculogenesis in systemic sclerosis 2006; 45: iii26-iii27.

8. Mulligan-Kehoe MJ, Simons M. Vascular disease in scleroderma: angiogenesis and vascular repair. Rheum Dis Clin N Am 2008; 34: 73-9.

9. Mulligan-Kehoe MJ, Drinane MC, Mollmark J *et al.* Antiangiogenic plasma activity in patients with systemic sclerosis. Arthritis Rheum 2007; 56: 3448-458.

10. Avouac J, Uzan G, Kahan A *et al.* Endothelial progenitor cells and rheumatic disorders. Joint Bone Spine 2008; 75: 131-37.

11. Kuwana M, Okazaki Y, Yasuoka H *et al.* Defective vasculogenesis in systemic sclerosis. Lancet 2004; 364: 603-10.

12. Del Papa N, Quirici N, Soligo D *et al.* Bone Marrow endothelial progenitors are defective in systemic sclerosis. Arthritis Rheum 2006; 54: 2605-615.

13. Avouac J, Wipff J, Goldman O *et al.* Angiogenesis in systemic sclerosis. Arthritis Rheum 2008; 56: 3550-561.

14. Del Papa N, Colombo G, Fracchiolla N *et al.* Circulating endothelial cells as a marker of ongoing vascular disease in systemic sclerosis. Arthritis Rheum 2004; 50: 1296-304.

15. Avouac J, Juin F, Wipff J *et al.* Circulating endothelial progenitor cells in systemic sclerosis: association with disease activity. Ann Rheum Dis 2008; 67: 1455-460.

16. Cipriani P, Guiducci S, Miniatti I *et al.* Impairment of endothelial cell differentiation from bone marrow-derived mesenchymal stem cells. Arthritis Rheum 2007; 56: 1994-2004.

17. Vancheeswaran R, Azam A, Black C *et al.* Localization of endothelin-1 and its binding sites in scleroderma skin. J Rheumatol 1994; 21: 1268-276.

18. Solans R, Motta C, Solá R *et al.* Abnormalities of erythrocyte membrane fluidity, lipid composition, and lipid peroxidation in systemic sclerosis: evidence of free radical-mediated injury. Arthritis Rheum 2000; 43: 894-900.

19. Dooley A, Gao B, Bradley N *et al.* Abnormal nitric oxide metabolism in systemic sclerosis: increased levels of nitrated proteins and asymmetric dimethylarginine. Rheumatology (Oxford) 2006; 45: 676-84.

20. Rajagopalan S, Pfenninger D, Kehrer C *et al.* Increased asymmetric dimethylarginine and endothelin 1 levels in secondary Raynaud's phenomenon. Arthritis Rheum 2003; 48: 1992-2000.

21. Lima J, Fonollosa V, Fernández-Cortijo J *et al.* Platelet activation, endothelial cell dysfunction in the absence of anticardiolipin antibodies in systemic sclerosis. J Rheumatol 1991; 18: 1833-836.

22. Simeón CP, Armadans L, Fonollosa V *et al.* Mortality and prognostic factors in spanish patients with systemic sclerosis. Rheumatology (Oxford) 2003; 42: 71-5.

23. Fonollosa-Pla V, Simeón-Aznar CP, Vilardell-Tarrés M. Fenómeno de Raynaud en la esclerodermia: algo más que un vasoespasmo. Med Clin (Barc) 2008; 9: 24-7.

24. Cheng L, Florentino D. Digital ulcers in patients with systemic sclerosis. Autoimmun Rev 2006; 5: 125-28.

25. Korn J, Mayes M, Matucci-Cerinic M *et al.* Digital ulcers in systemic sclerosis: prevention by treatment with bosentan, an oral endothelin receptor antagonist. Arthritis Rheum 2004; 50: 3985-993.

26. Allanore Y, Avouac J, Kahan A. Systemic sclerosis: an update in 2008. Joint Bone Spine 2008; 75: 1-6.

27. Steen VD. Advancements in diagnosis of pulmonary arterial hypertension in scleroderma. Arthritis Rheum 2005; 52: 3698-700.

28. Roberstson L, Pignone A, Kowal-Bielecka O *et al.* Pulmonary arterial hypertension in systemic sclerosis: diagnostic pathway and therapeutic approach. Ann Rheum Dis 2005; 64: 804-07.

29. Galiè N, Rubin LJ, Hoeper M *et al.* Treatment of patients with mildly symptomatic pulmonary arterial hypertension with bosentan (early study) a double-blind, randomised controlled trial. Lancet 2008; 37: 2093-100.

30. Steen VD. Scleroderma renal crisis. Rheum Dis Clin N Am 2003; 29: 315-33.

31. Kahaleh B, LeRoy C. Progressive systemic sclerosis: kidney involvement. Clin Rheum Dis 2002; 5: 167-85.

32. Cannon PJ. The relationship of hypertension and renal failure in scleroderma (progressive systemic sclerosis) to structural and functional abnormalities of the renal cortical circulation. Medicine (Baltimore) 1974; 53: 1-46.

# Capítulo 4

# Patogenia de la fibrosis en la esclerosis sistémica (esclerodermia)

J. J. Alegre Sancho, E. Beltrán Catalán, J. A. Román Ivorra

Servicio de Reumatología
Hospital Universitario Dr. Peset
Valencia

*Dirección para correspondencia*
Hospital Universitario Dr. Peset
Dr. J. A. Román Ivorra
roman-jan@gva.es

# 1 Introducción

La esclerosis sistémica (ES) es una enfermedad autoinmune del tejido conectivo de etiología desconocida. Se caracteriza por un depósito excesivo de colágeno y otros componentes de la matriz extracelular (MEC) en la piel, así como en otros órganos internos. Su expresividad clínica y su pronóstico varían en función del grado y extensión de la fibrosis. Si bien existen formas de curso clínico benigno, la asociación de manifestaciones pulmonares y renales aumenta de forma notable la morbimortalidad de esta enfermedad.[1,2] La afección cutánea es prácticamente constante y constituye una de las principales causas de discapacidad funcional.[3] La distribución de la lesión dérmica y el grado de extensión condicionan el pronóstico y la clasificación de la ES en formas limitadas (afección cutánea distal a rodillas y codos) y formas difusas (afección cutánea proximal a dichas articulaciones incluyendo tronco).

En la patogenia de la ES se han implicado fenómenos de lesión endotelial, de remodelado y obliteración vascular, fenómenos inmunológicos, inflamatorios y fibróticos.[4] La combinación patológica de estos procesos inicia y perpetúa el daño tisular. Varios autores defienden que el daño vascular y la alteración inmunológica preceden a la progresión de la fibrosis y contribuyen a ella. Estudios recientes han demostrado que la activación del sistema inmunitario es uno de los mecanismos más importantes en la patogenia de la ES.[5-7] Diferentes citocinas, entre ellas la IL-4, así como determinados factores de crecimiento, por ejemplo el TGF-β, han sido propuestos como mediadores del proceso fibrótico tisular a través de la modulación de la síntesis y el acúmulo de la MEC.[8]

La fibrosis tisular se caracteriza por la existencia de un número anormalmente elevado de fibroblastos y de una alteración de la función de los mismos. Ello condiciona un incremento excesivo en la producción de fibras de colágeno y de otras proteínas de la MEC,[9,10] que es capaz de mantenerse *in vitro* durante sucesivas generaciones, incluso en ausencia de estímulos externos. Morfológicamente, en la fibrosis cutánea de la ES, se observa una alteración en el diámetro de las fibras de colágeno[11] y un incremento desproporcionado en la expresión de colágeno de los tipos I, III, V, VI y VII,[12-15] así como de fibronectina,[16] glicosaminoglicanos[17,18] y proteoglicanos (PG).[19] Los PG son un grupo de macromoléculas de la matriz extracelular que intervienen en el proceso de fibrilogénesis, en la organización y en la regulación del diámetro de las fibras colágenas de la MEC, contribuyendo a su estabilidad. Hay diversos PG implicados en el mecanismo de fibrosis tisular de la ES,[13] los cuales condicionan una alteración en la cantidad, distribución y el diámetro de las fibras de colágeno.

Las metaloproteasas de matriz extracelular (MMP-1, MMP-2, MMP-3, MMP-9 y MMP-13), así como sus inhibidores tisulares (TIMP-1, TIMP-2), constituyen los principales mecanismos de regulación de este proceso fibrótico tisular.[20] Las MMP son un grupo de endopeptidasas con intensa actividad proteolítica capaces de degradar la práctica totalidad de los componentes proteicos de la MEC. Uno de los mecanismos patogénicos implicados en la fibrosis tisular es precisamente la existencia de una reducción de la degradación del colágeno debida a una disfunción del sistema de MMPs. Esta insuficiencia podría estar relacionada con la regulación de diversos mecanismos de síntesis (transcripción o secreción) o con la inhibición de su actividad enzimática. En este complejo mecanismo de regulación intervienen también los TIMPs, sus inhibidores endógenos específicos. Determinados factores, como la endotelina-1 (ET-1), la IL-4, la IL-13, el TGF-β y la presencia de autoanticuerpos antiMMPs, detectados aproximadamente en un 50 % de los pacientes con ES, se relacionan también con la patogenia del proceso.

El progresivo aumento y cúmulo de colágeno y proteínas de la MEC en los distintos tejidos y órganos alteran su estructura interna y, por tanto, producen una disfunción de los mismos. En la ES, la fibrosis de la piel es el sello de identidad de esta enfermedad, pero esta fibrosis afecta por igual al resto de tejidos y de órganos internos, como los pulmones, el tracto gastrointestinal, los riñones, el corazón y los vasos.

En la fibrosis cutánea, el cúmulo patológico de colágeno y proteínas de la MEC se produce de forma predominante en la dermis reticular o media, que es de por sí la más rica en colágeno y fibras elásticas. Asimismo, allí es donde se encuentran las distintas estructuras anexiales (pelo, uñas, glándulas sebáceas, glándulas sudoríparas ecrinas y glándulas sudoríparas apocrinas) que, por tanto, también se verán afectas. En ocasiones, la infiltración puede progresar hacia el tejido graso subcutáneo. En biopsias cutáneas de pacientes con ES destaca que el infiltrado inflamatorio está compuesto en su mayoría por linfocitos T y monocitos. En menor medida también se encuentran células B, mastocitos y eosinófilos.[21] Junto a estas células inflamatorias, se evidencia un aumento de miofibroblastos y de células mesenquimales.[22]

Estudios recientes en biopsias de piel de pacientes con ES han demostrado la presencia de una alteración en los patrones de expresión de diferentes genes en comparación con controles sanos, con una sobreexpresión de aquellos genes que están implicados en la codificación y síntesis de factores de crecimiento tisular y conectivo (TGF-β, CTGF...), así como de proteínas de la MEC.[23,24] Estos estudios genéticos han puesto de manifiesto que no existen diferencias en cuanto a la expresión génica entre la piel afecta y sana de un paciente con ES.[25,26]

Por lo que respecta a la fibrosis pulmonar, su patogenia es menos conocida. En fases iniciales, se objetiva un infiltrado inflamatorio de la pared alveolar que consta de linfocitos, células plasmáticas, macrófagos y eosinófilos.[27] En fases más evolucionadas, esto da paso a la acumulación de fibras de colágeno y de otras proteínas en el intersticio alveolar. En los pacientes con ES, el patrón histológico de afección pulmonar que aparece con mayor frecuencia es la neumonía intersticial no específica (NINE) y con menor frecuencia la neumonía intersticial usual (NIU). El patrón histológico de la NIU se caracteriza por una afección heterogénea y de distribución parcheada; sin embargo, las lesiones histológicas de la NINE son de distribución homogénea, corresponden al mismo estadio evolutivo de la enfermedad y presentan un mejor pronóstico.

En el resto de órganos afectos, como el tracto gastrointestinal, los riñones, el corazón y los ligamentos y tendones, la infiltración y la fibrosis conducen también a una alteración de su normal funcionamiento, ocasionando problemas de motilidad, isquemia y necrosis.

## 2 Determinantes celulares de la fibrosis: fibroblastos, miofibroblastos y pericitos

Se sabe que el papel de los fibroblastos es esencial y necesario en la patogénesis de la fibrosis en la ES. Mediante estudios de hibridación *in situ*, se ha demostrado que los fibroblastos activados en pacientes en estadios precoces de la enfermedad presentan una expresión aumentada de procolágeno tipos I y III.[28] Estos fibroblastos activados se localizan alrededor de los vasos sanguíneos y están rodeados por un infiltrado de células mononucleares, entre ellas linfocitos T, que desempeñan un papel importante en su activación inicial. Las quimiocinas y los factores de crecimiento derivados del endotelio junto con los factores profibróticos secretados por los linfocitos T activados (IL-1, IL-4, IL-13, TGF-β) estimulan la diferenciación de los fibroblastos a miofibroblastos, aumentan la síntesis de colágeno y otras proteínas de la MEC, expresan receptores de superficie y secretan, a su vez, quimiocinas, citocinas y factores de crecimiento. Todos estos fenómenos se producen en sujetos sanos, de forma autolimitada, en el curso de distintos procesos reparativos, y son claves en la cicatrización fisiológica. En la ES, la diferencia consiste en que la activación de los fibroblastos es exagerada, aparece ampliada y se perpetúa en el tiempo. En cualquier caso y aunque constituye un hecho diferencial de la ES frente a pacientes sanos, este fenómeno también se da en otros procesos fibróticos, por ejemplo en la enfermedad del injerto contra huésped.

Los miofibroblastos son fibroblastos especializados, con un fenotipo característico, que expresan una proteína del citoesqueleto, la actina-α del músculo liso (AML-α), con capacidad de retracción del tejido fibroso. Estos miofibroblastos son la principal fuente de TGF-β, que perpetúa la respuesta fibrótica.[27,29]

Otra estirpe celular implicada en la patogenia de la fibrosis son los pericitos. Se trata de células de origen mesenquimal que, en situación normal, se encuentran en los vasos, en contacto con el endotelio. En la ES, aumenta el número de estas células y la expresión de receptores para el PDGF *(platelet-derived growth factor)* en su superficie. Además, estos pericitos activados tienen la capacidad de transformarse en fibroblastos y, a su vez, en miofibroblastos. Estos fenómenos constituyen un nexo entre la afectación vascular y la fibrosis, dos de las características fundamentales de la enfermedad.

Los fibrocitos también tienen capacidad de diferenciación a fibroblastos y miofibroblastos. Se trata de células progenitoras mesenquimales derivadas de la médula ósea que pueden detectarse en sangre periférica y expresan en su superficie receptores para quimiocinas siendo capaces de migrar y acumularse en los focos lesionales de fibrosis. Por el momento, se desconoce su impacto real en la patogenia de la fibrosis en la ES. Tampoco se sabe si pueden dar lugar a fenómenos de transición epitelio-mesenquimal similares a los descritos en los casos de fibrosis pulmonar idiopática.

## 2.1 Regulación intrínseca de la síntesis de colágeno

Los fibroblastos son los máximos responsables de la síntesis de colágeno. Este proceso se encuentra estrechamente regulado en cada uno de sus pasos por mediadores extra (véase la tabla 1) e intracelulares, por la hipoxia y por la interacción del fibroblasto con su entorno (otras estirpes celulares y MEC). En respuesta a la acción de diferentes estímulos externos, se sintetizan distintos mediadores intracelulares que actúan en última instancia sobre factores transcripcionales con acción estimuladora (Sp1, ETs-1, Smad3, Egr-1, CBF…) o supresora (Sp3, C/EBP, YB1, c-Krox, Fli-1…) sobre la síntesis de colágeno. Estos factores transcripcionales interactúan con diversos cofactores y estas interacciones se hallan, a su vez, reguladas por mediadores extracelulares. Todo ello contribuye a la activación persistente de los fibroblastos.[28,29]

| Factores de crecimiento | Células implicadas |
| --- | --- |
| TGF-β | Células inflamatorias, plaquetas, fibroblastos y macrófagos |
| PDGF | Plaquetas, macrófagos, fibroblastos y células endoteliales |
| CTGF/CCN2 | Fibroblastos |
| IGF-1 *(insulin-like growth factor-1)* | Fibroblastos |
| IL-4, IL-13 | Linfocitos Th2 |
| IL-6 | Macrófagos, linfocitos B, linfocitos T y fibroblastos |
| Citocinas Th17 (IL-17, IL-23) | Linfocitos Th17 |
| Quimiocinas (MCP-1, MCP-3) | Neutrófilos, células epiteliales, células endoteliales y fibroblastos |
| FGF *(fibroblast growth factor)* | Fibroblastos |
| ET-1 (endotelina-1) | Células endoteliales |

*Tabla 1. Mediadores extracelulares implicados en la fibrosis en la esclerosis sistémica.*
*Adaptada de Varga et al. Fibrosis in systemic sclerosis. Rheum Dis Clin North Am 2008.*

Existen mecanismos fisiológicos que limitan esta activación permanente, previniendo del riesgo de acúmulo de MEC. En este sentido, los fibroblastos disponen de una serie de mediadores intracelulares capaces de reprimir los mecanismos de estimulación por el TGF-β, así como la expresión de genes profibróticos. Así, una de las proteínas de la vía de las Smad de señalización intracelular del TGF-β, la Smad7, es capaz de inducir la degradación de los receptores del TGF-β (TGF-βR), bloqueando una de las vías de activación del fibroblasto. Otros factores transcripcionales (p53, Fli-1 *[friend leucemia integration-1]* y PPAR-γ *[peroxisome proliferator-activated receptor gamma]*), actúan reprimiendo la síntesis de colágeno a nivel nuclear. Sin embargo, todos estos mecanismos de control endógeno fallan en la ES, tal como se ha demostrado en diferentes trabajos, lo que favorece la síntesis descontrolada de MEC.

## 3 TGF-β como principal mediador extracelular de la fibrosis

El TGF-β es considerado el regulador principal de la fibrogénesis fisiológica (utilizada en la cicatrización de heridas y la reparación tisular) y de la patológica. Ésta es la razón por la que constituye una de las principales dianas terapéuticas actuales. Desde el punto de vista de la farmacoterapia sería deseable conseguir la inhibición selectiva de la función del TGF-β, bien sea mediante la utilización de pequeñas moléculas inhibidoras, TGF-βR solubles, proteínas fijadoras de TGF-β o de anticuerpos neutralizantes específicos. Se conocen tres isoformas del TGF-β (TGF-β1, TGF-β2 y TGF-β3), las cuales pueden ser producidas tanto por los propios fibroblastos como por las plaquetas, los monocitos y macrófagos y por los linfocitos T. En muchos casos, la secreción del TGF-β por estas células no es en su forma activa, sino en formas latentes que quedan en la MEC unidas a diferentes proteínas, como la fibrilina-1 o la LTBP *(latent TGF-β binding protein)*. La transformación a formas activas se produce posteriormente mediante la acción de las trombospondinas y de otras enzimas proteolíticas, como la plasmita, o por la acción de diversas integrinas de la superficie celular (α-5, β-3, β-5, β-6 y β-8).[29,30] Las integrinas son receptores transmembrana presentes en los fibroblastos que permiten su interacción con el entorno, esto es, la MEC. Se trata de moléculas clave en los mecanismos de activación y estimulación autocrina por el TGF-β, pues contribuyen a la síntesis de colágeno y a la transdiferenciación a miofibroblastos.

Las funciones del TGF-β son amplias y dependen de la línea celular con la que éste interaccione. En las células mesenquimales, en concreto, el TGF-β actúa como un potente inductor de la síntesis de fibras de colágeno, aumenta la rigidez de la MEC, inhibe la producción de metaloproteasas, y estimula la proliferación, migración, adhesión y diferenciación de los fibroblastos en miofibroblastos (véase la tabla 2). Sin embargo, el TGF-β ejerce muchas acciones fisiológicas sobre otros tejidos, por lo que su bloqueo terapéutico podría asociarse a un gran número de efectos indeseables, como autoinmunidad, displasia celular o riesgo de desarrollo de cáncer. Estos potenciales efectos secundarios todavía no han sido observados con el uso de los diferentes inhibidores de TGF-β ensayados hasta la fecha.

> – Participa en la estimulación de la síntesis de colágeno, fibronectina, proteoglicanos, elastina y TIMPs
> – Estimula la proliferación y quimiotaxis de los fibroblastos
> – Induce la producción de CTGF y endotelina-1
> – Estimula la expresión de receptores de superficie para el TGF-β y el PDGF
> – Promueve la diferenciación de fibroblasto en miofibroblasto, de monocito en fibrocito y de célula epitelial a mesenquimal
> – Inhibe la apoptosis de los fibroblastos
> – Aumenta la estabilidad de la MEC

*Tabla 2. Acciones del TGF-β con implicación relevante en la fibrosis de la ES. Adaptada de Varga et al. Fibrosis in systemic sclerosis. Rheum Dis Clin North Am 2008.*

Cada una de las tres isoformas del TGF-β ejerce su acción por medio de su unión a receptores específicos, denominados TGF-βRI y TGF-βRII. La activación de estos receptores a través de la «vía clásica» de señalización intracelular desencadena la fosforilación de las proteínas Smad2 y Smad3, las cuales se unen a las Smad4 para formar complejos activos. Estos complejos Smad activos son capaces de pasar del citoplasma al núcleo, se unen al DNA y activan la transcripción de genes profibróticos. La proteína Smad7 actuaría regulando esta vía mediante la degradación de TGF-βR, tal como se ha descrito previamente.[31,32]

### 3.1  TGF-β: señalización intracelular

La mediación intracelular de la señal del TGF-β depende fundamentalmente de dos grandes vías, ambas interrelacionadas: la vía de las proteínas Smad, y la vía de las proteínquinasas.[30] En los últimos años, la investigación específica en este campo ha experimentado un gran avance, especialmente en lo relativo a determinados mediadores (Smad1, c-Abl, MAP quinasas...). La Smad1, junto a la Smad3, participan de forma independiente en la vía «clásica» de las proteínas Smad, dependen de la activación de los TGF-βRI y contribuyen a la expresión de genes profibróticos en fibroblastos de pacientes con ES.[31] Entre las protein-quinasas se ha dado especial importancia a la acción de la tirosín-quinasa no receptor c-Abl (c-Abelson),[32] pues al parecer resulta clave para el desarrollo de los mecanismo de fibrosis inducidos por el TGF-β, y de la MAP quinasa ERK1/2,[33] necesaria para la activación de genes de colágeno y CTGF *(connective tissue growth factor)* mediada por el TGF-β y el PDGF.

Diversos mediadores actúan a partir de la activación de factores de transcripción en el núcleo. Entre estos últimos destaca el Egr-1, cuya expresión aparece aumentada en la piel y los pulmones de pacientes con ES, y favorece la fibrosis de forma directa (estímulo de la expresión de genes de colágeno) e indirecta (estímulo de la síntesis de TGF-β y TGF-βR, junto al aumento del cofactor transcripcional p300). Se ha demostrado un desequilibrio entre estos factores y aquéllos con acción antifibrótica, como los factores transcripcionales Fli-1 y PPAR-γ.[34]

En los últimos años, se ha investigado también mucho sobre el papel antifibrótico de la caveolina-1, como factor que participa en la internalización y degradación del TGF-βR.[35]

A pesar de ello, todavía se desconoce el peso específico que desempeñan cada uno de los diversos factores en la mediación de las distintas respuestas del TGF-β, así como de su papel en los fenómenos de fibrosis fisiológica o patológica. En cualquier caso, se trata de nuevas dianas para el desarrollo de la investigación en futuros tratamientos que pudieran minimizar los importantes efectos adversos asociados a un bloqueo directo del TGF-β.[36] El conocimiento de estas dianas terapéuticas ha abierto, además, las puertas al posible uso de algunos fármacos ya comercializados con otras indicaciones. Un antidiabético oral, la rosiglitazona, es capaz de activar el PPAR-γ y ha probado tener un efecto antifibrótico en modelos animales. Mayor potencial parece tener el imatinib mesilato (Glivec®), que es capaz de inhibir los fenómenos de fibrosis cutánea *in vitro* e *in vivo*[37] mediante la inhibición de diferentes tirosín-quinasas clave en las vías del TGF-β y del PDGF, entre ellas el PDGFR y la c-Abl. El imatinib es un fármaco utilizado en el tratamiento de tumores estromales gastrointestinales y en la leucemia mieloide crónica.

## 3.2 Papel de las integrinas

Las integrinas son receptores transmembrana presentes en los fibroblastos que permiten su interacción con el entorno, esto es, la MEC. Se trata de moléculas clave en los mecanismos de activación y estimulación autocrina por el TGF-β, pues contribuyen a la síntesis de colágeno y a la transdiferenciación a miofibroblastos.

## 4  Otros mediadores extracelulares de la fibrosis

Además del TGF-β, existen múltiples factores de crecimiento, interleucinas y eicosanoides que aparecen sobreexpresados en la ES y participan en la patogenia de la fibrosis, bien directamente o interactuando con el TGF-β. Entre estos mediadores destacan el CTGF, el PDGF, la ET-1(endotelina-1) y diversas interleucinas (IL-4, IL-6 e IL-13, fundamentalmente) y quimiocinas (MCP-1, MCP-3, IGFBP...).

El PDGF actúa en los distintos procesos reparativos como un potente agente quimiotáctico y mitogénico sobre los fibroblastos. El PDGF es capaz de inducir la síntesis de colágeno, fibronectina y proteoglicanos, así como de estimular la secreción de TGF-β1, MCP-1 e IL-6. A pesar de que fue inicialmente descrito como un producto de síntesis plaquetar, existen diferentes isoformas que son producidas también por macrófagos, células endoteliales y por los mismos fibroblastos. En pacientes con ES se ha evidenciado un aumento de la expresión del PDGF y de sus receptores (PDGFR) en los fibroblastos y en muestras de lavado broncoalveolar (LBA). En esta línea, se ha puesto de manifiesto un nexo entre los fenómenos de fibrosis y de autoinmunidad, ya que se ha detectado la presencia de anticuerpos antiPDGFR en el suero de pacientes con ES y en pacientes trasplantados con enfermedad del injerto contra el huésped. Se ha demostrado que estos anticuerpos son capaces de activar el fibroblasto y, como consecuencia, toda la cascada de la fibrosis en la misma medida que lo hace el PDGF.[38] Así pues, el antagonismo de los PDGFR se convierte en otro de los objetivos de futuros tratamientos.

Por otro lado, el factor de crecimiento derivado del tejido conectivo (CTGF o CCN2) también participa en fenómenos de reparación tisular, de angiogénesis y de desarrollo. A diferencia del PDGF, resulta casi indetectable en adultos sanos, pero aparece sobreexpresado en diferentes enfermedades fibrosantes. En pacientes con ES, se ha demostrado que existe una correlación entre sus concentraciones plasmáticas y la extensión de la fibrosis cutánea y pulmonar. En cuanto a su mecanismo de acción, se ha probado una clara interconexión con el del TGF-β, pero todavía no ha sido suficientemente caracterizado.

La ET-1 es otro de los mediadores extracelulares en la patogenia de la ES que también participa en los fenómenos de fibrosis, así como en los procesos de vasoconstricción, hipertrofia vascular, proliferación celular e inflamación propios de la enfermedad. Se trata de un polipéptido de 21 aminoácidos que se sintetiza principalmente en el endotelio y ejerce su acción a través de la unión a receptores específicos ($ET_A$ y $ET_B$). Estos receptores se expresan en diversas líneas celulares, pero sobre todo en fibroblastos, células musculares lisas y células endoteliales. Se ha hecho patente que la ET-1 posee un efecto mitógenico y es capaz de incrementar la expresión del TGF-β, de la actina-α del músculo liso (AML-α) y de moléculas de adhesión intercelular tipo 1 (ICAM-1).[39] Los fármacos capaces de antagonizar los receptores de ET-1, sin embargo, poseen datos limitados de mejora clínica de la fibrosis cutánea[40] y no han sido capaces de conseguir una mejoría funcional en pacientes con fibrosis pulmonar.

Estudios recientes demuestran que la activación macrofágica y linfocitaria también contribuye a la patogenia de la fibrosis a través de la producción de diferentes citocinas.[41] Se sabe que tiene una especial relevancia la IL-4, citocina sintetizada por la subpoblación de linfocitos Th2, merced a su capacidad de activar directamente los fibroblastos e inducir la producción de TGF-β y CTGF. La IL-6 también aparece elevada en la ES y sus concentraciones plasmáticas se correlacionan con la afectación cutánea. Esta interleucina es sintetizada por distintas estirpes celulares (linfocitos T y B, macrófagos y fibroblastos) y actúa estimulando la síntesis de colágeno y promoviendo respuestas inmunes mediadas por linfocitos Th2. Otra citocina profibrótica es la IL-13, que ejerce su acción sobre los fibroblastos de forma directa, estimulando su proliferación y la síntesis de colágeno, e indirecta, estimulando la síntesis de TGF-β por los macrófagos. Finalmente, la IL-17 y la IL-23, producidas ambas por linfocitos Th17, también parecen desempeñar un papel en la patogenia de la fibrosis. El papel del TNF-α, en cambio, es controvertido.

Existen amplias evidencias de que diferentes quimiocinas pueden ser claves en el desarrollo de la fibrosis,[42] en especial la MCP-1 y la MCP-3, cuya expresión aparece aumentada en estadios iniciales de la afectación cutánea. La MCP-1 es sintetizada por células mononucleadas y fibroblastos dérmicos, y actúa a través del receptor CCR2 estimulando la síntesis de colágeno directamente y a través del TGF-β. Su papel parece ser relevante, ya que se ha observado en ratones que la ausencia de esta quimiocina los hace resistentes a la fibrosis inducida por bleomicina. Se han demostrado concentraciones elevadas de IGF-1 *(insulin-like growth)* en el LBA de pacientes con ES. Este hallazgo depende de la sobreexpresión de IGFBP *(insulin-like growth factor binding protein)*, quimiocina capaz de inducir el TGF-β y estimular la síntesis de colágeno y la proliferación de los fibroblastos. Aunque existen muchas más quimiocinas implicadas (RANTES, PARC, MIP-2, fractalcina, etc.), su papel está peor definido.

El interferón-γ (IFN-γ), sintetizado por linfocitos Th1, actúa como agente antifibrótico sobre los fibroblastos reprimiendo la expresión de genes profibróticos y su estimulación inducida por TGF-β, e inhibiendo su proliferación y diferenciación a miofibroblastos, así como la contracción de la MEC mediada por ellos. Sin embargo, los fibroblastos de pacientes con ES muestran resistencia al IFN-γ, y ésta podría ser la principal razón de los pobres resultados obtenidos en la fibrosis cutánea con el uso del IFN-γ en ensayos clínicos.[43]


## 5 Modelos experimentales de esclerosis sistémica


### 5.1 *Modelos in vitro*

Los estudios *in vitro* se realizan sobre cultivos de fibroblastos obtenidos de piel y pulmón de pacientes con ES y fibrosis cutánea o pulmonar. Estos fibroblastos muestran rasgos de diferenciación a miofibroblastos, poseen una síntesis aumentada de MEC, secretan citocinas y quimiocinas profibróticas, y manifiestan resistencia al IFN-γ y a otros factores antifibróticos, a pesar de mostrar una sobreexpresión de sus receptores en la superficie celular. Este fenotipo se mantiene largo tiempo en su cultivo *in vitro*, lo que indica una activación autónoma de los mismos. Así, se ha comprobado la existencia de una expresión aumentada de los diferentes mediadores intracelulares de la fibrosis. En general, podemos hablar de la existencia de un conjunto de mediadores profibróticos (ERK 1/2, c-Abl, Smads 1 y 3, Egr-1...) frente a un pequeño grupo de factores con acción antifibrótica (Fli-1, PPAR-γ, PTEN, caveolina), con un claro desequilibrio a favor de los primeros. Existe, además, una sobreexpresión de factores que aumentan la supervivencia de estos fibroblastos, haciéndolos más resistentes a los fenómenos de apoptosis celular. Partiendo de estos hallazgos y de que muchos de estos rasgos diferenciales pueden ser inducidos por la acción del TGF-β, se ha considerado la existencia de una secreción autocrina de TGF-β.[44] La acción de este factor se vería, además, magnificada por la existencia de una sobreexpresión de receptores específicos y de integrinas en la superficie celular. No obstante, esta hipótesis patogénica no es capaz de explicar suficientemente todos los cambios fenotípicos de estos fibroblastos.

A pesar de que los cultivos de fibroblastos constituyen el principal modelo experimental para investigar la fibrosis en la ES, sus resultados son muchas veces poco consistentes, dada la elevada heterogeneidad de estas células y la pérdida progresiva de sus características fenotípicas en cultivos prolongados. Con el objetivo de paliar estas limitaciones, se están desarrollando nuevos modelos experimentales basados en la sobreexpresión de TGF-βRI en fibroblastos normales, para lo cual se utilizan vectores virales. Estos nuevos modelos permiten una mejor aproximación a los cambios que acontecen en los fibroblastos en las fases iniciales de la fibrosis en esta enfermedad.

### 5.2  *Modelos animales de esclerosis sistémica*

Para el estudio de la fibrosis en la ES se utilizan sobre todo modelos murinos, en los cuales los cambios pueden aparecer de forma natural, como en la mutación espontánea Tsk1/+ *(tight skin)*, o ser inducidos por exposición a tóxicos (bleomicina), manipulación genética o manipulación inmunológica (injerto contra huésped).[45]

Los ratones con la mutación Tsk1/+ presentan una piel engrosada, dura, tirante y adherida firmemente al tejido subcutáneo, de forma similar a lo que sucede en la esclerodermia, lo que les ha valido el apelativo de *tight skin* (piel tirante). Sin embargo, en lugar de la existencia de una fibrosis de la dermis como sucede en la ES, la piel de estos ratones muestra una hiperplasia de tejido celular subcutáneo con escasa afectación de la dermis. Además, los pulmones de estos ratones suelen mostrar cambios enfisematosos más que fibrosis propiamente dicha, lo que hace cuestionar su valor como modelo de ES. Una aproximación mejor a lo que sucede en la ES la encontramos en los ratones con la mutación Tsk2, los cuales desarrollan fibrosis dérmica a partir de la tercera o cuarta semana de vida. Esta mutación puede aparecer de forma natural, heredándose con un patrón autonómico dominante, o ser inducida por el agente alquilante etilnitrosurea.

Los mismos cambios de fibrosis cutánea y pulmonar de la ES pueden ser también inducidos en ratones mediante la administración repetida subcutánea de bleomicina. Los cambios en la piel de estos animales consisten en una fase inicial caracterizada por un infiltrado inflamatorio con sobreexpresión de TGF-β, MCP-1 y otras citocinas y quimiocinas, seguida del desarrollo de una fibrosis establecida de la dermis con diferenciación de los fibroblastos a miofibroblastos. A diferencia de lo que sucede en la ES, estos cambios en la piel tienen una extensión y duración limitadas, no se acompañan de fenómenos de daño vascular y autoinmunidad como en la ES, y regresan una vez retirado el agente tóxico. En cualquier caso, es el modelo que más se aproxima a la enfermedad, es reproducible y fácilmente inducible, de manera que en la actualidad es el que más se utiliza en la investigación de la patogenia de la enfermedad y en la evaluación de terapias antifibróticas.

Los mismos cambios que aparecen en la enfermedad de injerto contra huésped esclerodermiforme en humanos pueden inducirse también en ratones, y éste es otro modelo útil, aunque menos utilizado, en investigación.

Finalmente, mediante manipulación genética es posible obtener ratones transgénicos que desarrollen de forma espontánea cambios fibróticos similares a los que suceden en la ES. Estos cambios se han conseguido mediante la sobreexpresión de TGF-βRI, o consiguiendo la ausencia de TGF-βRII o de receptores de IFN-γ. Estos modelos experimentales constituirían, pues, la mejor aproximación a la realidad de la enfermedad.

# 6 Conclusiones

La fibrosis en la ES constituye un rasgo distintivo de la enfermedad. Afecta de forma generalizada y progresiva la piel, los vasos y los distintos tejidos y órganos internos (tubo digestivo, pulmones, corazón y riñones, principalmente), y es uno de los principales determinantes de las distintas manifestaciones clínicas y de la morbimortalidad relacionada con la enfermedad. Conceptualmente, se considera un proceso irreversible, consecuencia última del daño tisular; sin embargo, se sabe por diferentes modelos animales que se trata de un proceso dinámico y, por tanto, susceptible de tratar. Por ello, resulta fundamental conocer bien su patogenia e identificar los principales factores implicados en su génesis, como base para el desarrollo de la investigación en futuros tratamientos que aúnen eficacia y seguridad. En este sentido, sería necesario aumentar el esfuerzo en investigación preclínica, así como realizar una adecuada selección y validación de herramientas y medidas de desenlace que permitan monitorizar la respuesta en posteriores ensayos clínicos. En la actualidad, disponemos de algunos fármacos (losartan, estatinas, rosiglitazona, imatinib mesilato...) que, aunque han sido comercializados con otras indicaciones, podrían poseer un efecto antifibrótico por mediación de su capacidad de interferir sobre la acción del TGF-β y otros mediadores clave de la fibrosis. A pesar de ello, el posible beneficio derivado de su uso todavía no ha sido caracterizado.[46]

BIBLIOGRAFÍA

1. Ioannidis JPA, Vlachoyiannopoulus PG, Haidich AB *et al.* Mortality in systemic sclerosis: an international meta-analysis of individual patient data. Am J Med 2005; 118: 2-10.
2. Simeon CP, Armadans L, Fonollosa V *et al.* Mortality and prognostic factors in Spanish patients with systemic sclerosis. Rheumatology 2003; 42: 71-5.
3. Steen VD, Medsger TA. Improvement in skin thickening in systemic sclerosis associated with improved survival. Arthritis Rheum 2001; 44; 2: 828-35.
4. SaKKas LI. New devolopments in the pathogenesis of systemic sclerosis. Autoimmunity 2005; 38: 113-16.
5. Sato S, Fujimoto M, Hasegawa M. Altered blood B lymphocyte homeostasis in systemic sclerosis: expanded naive B cells and disminished but activated memory B cells. Arthritis Rheum 2004; 50: 1918-927.
6. Sato S, Fujimoto M, Hasegawa M *et al.* Altered B lymphocyte function induces systemic autoimmunity in systemic sclerosis. Mol Immunol 2005; 42: 821-31.
7. Hasegawa M, Fujimoto M, Takehara K *et al.* Pathogenesis of systemic sclerosis: altered B cell function is the key linking systemic autoimmunity and tissue fibrosis. J Dermatol Sci 2005; 39: 1-7.
8. Ihn H. Scleroderma, fibroblasts, signaling, and excessive extracellular matrix. Curr Rheumatol Rep 2005; 7: 156-62.
9. LeRoy EC. Increased collagen synthesis by scleroderma fibroblasts *in vitro*. A possible defect in the regulation or activation of the scleroderma fibroblast. J Clin Invest 1974; 54: 880-89.
10. Buckingham RB, Prince RK, Rodnan GP *et al.* Increased collagen acummulation in dermal fibroblast cultures from patients with progressive systemic sclerosis (scleroderma). J Lab Clin Med 1978; 92: 5-21.
11. Perlish JS, Lemlich G, Fleischmajer R. Identification of collagen fibrils in scleroderma skin. J Invest Dermatol 1988; 90: 48-54.
12. Uitto J, Bauer EA, Eisen AZ. Scleroderma. Increased biosynthesis of triple-helical type I and type III procollagens associated with unaltered expression of collagenase by skin fibroblasts. J Clin Invest 1979; 64: 921-23.
13. Kuroda K, Shinkai H. Gene expression of types I and III collagen, decorin, matrix metalloproteinases and tissue inhibitors of metalloproteinases in skin fibroblasts from patients with systemic sclerosis. Arch Dermatol Res 1997; 289: 567-72.
14. Peltonen J, Kähäri L, Uitto J *et al.* Increased expression of type VI collagen genes in systemic sclerosis. Arthritis Rheum 1990; 33: 1829-835.
15. RudnickaL, Varga J, Christiano AM *et al.* Elevated expression of type VII collagen in the skin of patients with systemic sclerosis. J Clin Invest 1994; 93: 1709-715.
16. Xu W, LeRoy EC, Smith EA. Fibronectin release by systemic sclerosis and normal dermal fibroblasta in response to TGF- β. J Rheumatol 1991; 18: 241-46.
17. Buckingham RB, Prince PK, Rodnan GP. Progressive systemic sclerosis (PSS, scleroderma) dermal fibroblasts synthesize increase amounts of glycosaminoglycan. J Lab Clin Med 1983; 101: 659-69.
18. Whiteside TL, Worrall JG, Prince RK *et al.* Soluble mediators from mononuclear cells increase the synthesis of glycosaminoglycan by dermal fibroblast cultures derived from normal subjects and progressive systemic sclerosis patients. Arthritis Rheum 1985; 28:188-97.
19. Kitabatake M, Ishikawa H, Maeda H. Immunohistochemical demostration of proteoglycans in the skin of patients with systemic sclerosis. Br J Dermatol 1983; 108: 257-62.
20. Vogel KG, Trotter JA. The effect of proteoglycans on morphology of collagen fibrils formed *in vitro*. Coll Relat Res 1987; 7: 105-14.
21. Kräling BM, Maul GG, Jiménez SA. Mononuclear cellular infiltrates in clinically involved skin from patients with systemic sclerosis of recent onset predominantly consist of monocytes/macrophages. Pathobiology 1995; 63: 48-56.
22. Jelaska A, Korn JH. Role of apoptosis and transforming growth factor β1 in fibroblast selection and activation in systemic sclerosis. Arthritis Rheum 2000; 43: 2230-239.
23. Gardner H, Shearstone JR, Bandaru R *et al.* Gene profiling of scleroderma skin reveals robust signatures of disease that are imperfectly reflected in the transcript profiles of explanted fibroblasts. Arthritis Rheum 2006; 54: 1961-973.
24. Whitfield ML, Finlay DR, Murray JI *et al.* Systemic and cell type-specific gene expression patterns in scleroderma skin. Proc Natl Acad Sci USA 2003; 100: 12319-324.

25. Asano Y, Czuwara J, Trojanowska M. Transforming growth factor β regulates DNA binding activity of transcription factor Fli-1 by p300/CREB-binding protein-associated factor-dependent acetylation. J Biol Chem 2007; 282: 34: 672-83.

26. Wang Y, Fan PS, Kahaleh B. Association between enhanced type I collagen expression and epigenetic repression of the Fli-1 gene in scleroderma fibroblasts. Arthritis Rheum 2006; 54: 2271-279.

27. Atamas SP, Yurovsky VV, Wise R *et al.* Production of type 2 cytokines by CD8+ lung cells is associated with greater decline in pulmonary function in patients with systemic sclerosis. Arthritis Rheum 1999; 42: 1168-178.

28. Scharffetter K, Lankat-Buttgereit B, Krieg T. Localization of collagen mRNA in normal and scleroderma skin by *in situ* hybridization. Eur J Clin Invest 1988; 18: 9-17.

29. Varga JA, Trojanowska M. Fibrosis in systemic sclerosis. Rheum Dis Clin North Am 2008; 34: 115-43.

30. Varga J, Abraham DJ. Systemic sclerosis: paradigm multisystem fibrosing disorder. J Clin Invest 2007; 117: 557-67.

31. Pannu J, Nakerakanti S, Smith E *et al.* Transforming growth factor β receptor type I-dependent fibrogenic gene program is mediated via activation of Smad1 and ERK 1/2 pathways. J Biol Chem 2007; 10: 405-13.

32. Daniels CE, Wilkes MC, Edens M *et al.* Imatinib mesylate inhibits the profibrogenic activity of TGF-β and prevents bleomycin-mediated lung fibrosis. J Clin Invest 2004; 114: 1308-316.

33. Hayashida T, Poncelet AC, Hubchak SC *et al.* TGF-β1 activates MAP kinase in human mesangial cells: a posible role in collagen expresion. Kidney Int 1999; 56: 1710-720.

34. Ghosh AK, Bhattacharyya S, Lakos G *et al.* Disruption of transforming growth factor β signalling and profibrotic responses in normal skin fibroblasts by peroxisome proliferator-activated receptor γ. Arthritis Rheum 2004; 50: 1305-318.

35. Del Galdo F, Lisanti MP, Jiménez SA. Caveolin-1, transforming growth factor β receptor internalization, and the pathogenesis of systemic sclerosis. Curr Opin Rheumatol 2008; 20: 713-19.

36. Varga J. Antifibrotic therapy in scleroderma: extracellular or intracellular targeting of activated fibroblasts? Curr Rheumatol Rep 2004; 6: 164-70.

37. Distler JH, Jüngel A, Huber LC *et al.* Imatinib mesylate reduces production of extracellular matrix and prevents development of experimental dermal fibrosis. Arthritis Rheum 2007; 56: 311-22.

38. Gabrielli A, Sveglati S, Moroncini G *et al.* Stimulatory autoantibodies to the PDGF receptor: a link to fibrosis in scleroderma and a pathway for novel therapeutic targets. Autoimmun Rev 2007; 7: 121-26.

39. Krieg T, Abraham D, Lafyatis R. Fibrosis in connective tissue disease: the role of the myofibroblast and fibroblast-epithelial cell interactions. Arthriris Res Ther 2007; 9(suppl 2): S4.

40. Alegre-Sancho JJ, Román-Ivorra JA, Chalmeta-Verdejo C *et al.* Bosentan therapy for cutaneous fibrosis in systemic sclerosis. Curr Med Res Opin 2007; 23(suppl 2): S89-S96.

41. Chizzolini C. T cells, B cells, and polarized immune response in the pathogenesis of fibrosis and systemic sclerosis. Curr Opin Rheumatol 2008; 20: 707-12.

42. Hasegawa M, Sato S. The roles of chemokines in leukocyte recruitment and fibrosis in systemic sclerosis. Front Biosci 2008; 13: 3637-647.

43. Grassegger A, Schuler G, Hessenberger G *et al.* Interferon-γ in the treatment of systemic sclerosis: a randomized controlled multicentre trial. Br J Dermatol 1998; 139: 639-48.

44. Ihn H. Autocrine TGF-β signalling in the pathogenesis of systemic sclerosis. J Dermatol Sci 2008; 49: 103-13.

45. Wu M, Varga J. In perspective: murine models of scleroderma. Curr Rheumatol Rep 2008; 10: 173-82.

46. Varga J, Pasche B. Antitransforming growth factor β therapy in fibrosis: recent progress and implications for systemic sclerosis. Curr Opin Rheumatol 2008; 20: 720-28.

# Capítulo 5

# Diagnóstico y tratamiento de la enfermedad vascular periférica en la esclerosis sistémica (esclerodermia)

P. Brito-Zerón,[1] A. Sisó Almirall,[2] A. Bové Boada,[1] M. Ramos-Casals[1]

[1] Servicio de Enfermedades Autoinmunes
Hospital Clínic
Barcelona

[2] CAP Les Corts
GESCLINIC
Barcelona

*Dirección para correspondencia*
Hospital Clínic
Dr. M. Ramos-Casals
mramos@clinic.ub.es

# 1 Espectro clínico de la enfermedad vascular periférica

La afectación vascular es un hallazgo característico del paciente con esclerosis sistémica (ES). Aunque en la actualidad se desconoce la patogenia de la enfermedad, se cree que algunos factores inmunológicos, en respuesta a un agente lesivo, podrían actuar sobre el endotelio vascular y los fibroblastos produciendo daño endotelial y aumento en la síntesis de colágeno, lo que provocaría alteraciones vasculares. Anatomopatológicamente, se caracteriza por proliferación de la íntima, activación del endotelio y del músculo liso arterial con el consecuente estrechamiento del lumen del vaso sanguíneo. La isquemia tisular puede aparecer y ser grave si la vasoconstricción persiste y ocluye los vasos lesionados.[1]

Clínicamente, las principales complicaciones vasculares periféricas de la ES son el fenómeno de Raynaud, las úlceras isquémicas y la necrosis digital (véase la figura 1). El diagnóstico de estas complicaciones es básicamente clínico. Algunas pruebas complementarias como las inmunológicas, la capilaroscopia y la ecografía doppler nos permi-

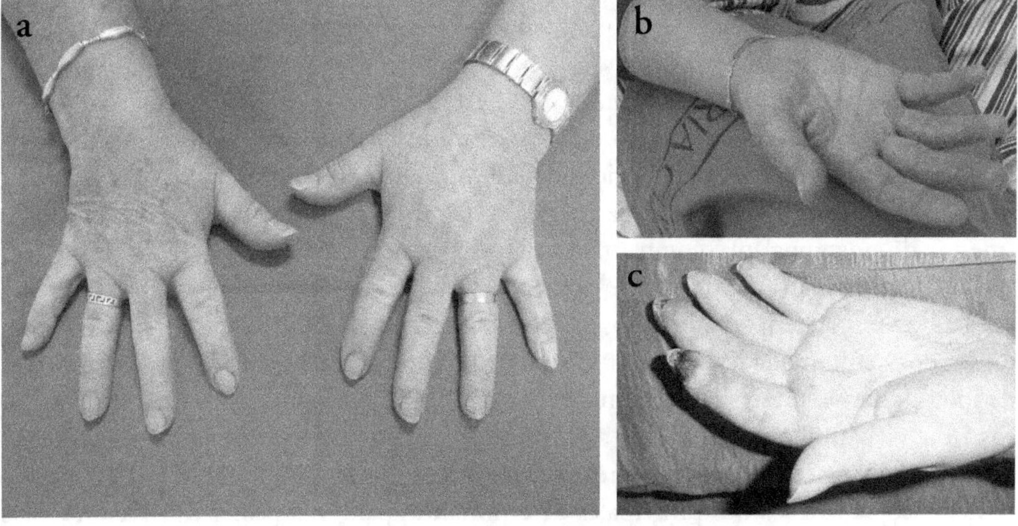

*Figura 1. Espectro clínico de la enfermedad vascular periférica esclerodérmica: fenómeno de Raynaud* (a), *úlceras digitales* (b) *e isquemia digital* (c).

ten tipificar las características y la gravedad de la afección vascular en la ES, con el fin de establecer un tratamiento adecuado e individualizado de la enfermedad vascular periférica (EVP).

## *1.1   Fenómeno de Raynaud*

El fenómeno de Raynaud (FR) suele ser la primera manifestación de la ES. En la forma limitada de la enfermedad, el FR precede durante varios años (de 5 a 10 años) a la afección cutánea, mientras que en la forma difusa puede aparecer simultáneamente o incluso ser posterior a la aparición de la afectación cutánea.[1] El FR consiste en la aparición de episodios vasoespásticos agudos e intermitentes que afectan las zonas acras del organismo, se acompañan de dolor y disestesias en el territorio afecto y se desencadenan principalmente por la exposición al frío o al estrés, aunque hay una gran variedad de estímulos que también pueden desencadenarlos.[2] Semiológicamente, se observan tres fases consecutivas de cambio de coloración cutánea, que por orden de aparición son: la palidez, la cianosis y la rubeosis. No obstante, en ocasiones puede faltar una de ellas (véase la figura 1-a).

## *1.2   Úlceras isquémicas digitales*

El desarrollo de úlceras isquémicas digitales (UID) es una complicación vascular frecuente en el curso de la ES (véase la figura 1-b). Los pacientes suelen presentar dolor digital intenso junto con hipoestesias que también pueden afectar la mano o el brazo afecto. El dolor puede ser tan intenso que el paciente busca atención médica inmediata. Su presencia influye en la discapacidad digitomanual y afecta la calidad de vida del paciente, tanto en la esfera física como mental.[3]

De acuerdo con un reciente estudio retrospectivo sobre la historia natural de las UID,[4] la mayoría (73 %) aparecen generalmente dentro de los cinco años siguientes a la aparición de los primeros síntomas clínicos de la ES (excluyendo el FR), y los pacientes con menor duración de tiempo entre la aparición del primer y el segundo episodio de UID (menor de dos años) presentan una mayor incidencia anual de aparición de nuevas UID. Los principales factores de riesgo para el desarrollo y la persistencia de las UID son la edad temprana de aparición de los primeros síntomas de la ES,[4] la presencia de la forma difusa de la enfermedad,[5] una puntuación elevada en la escala de Rodnan,[4] el desarrollo de infecciones, la presencia de trombofilia asociada, la pérdida de capilares en la capilaroscopia y el aumento plasmático de moléculas inflamatorias como la interleucina 6.[5] De estos factores, destaca que la presencia de infecciones y la pérdida de capilares en la capilaroscopia son los dos principales determinantes para una peor cicatrización de las UID,[5] y que el principal factor de comorbilidad en estos pacientes es la afectación cardiopulmonar.

Cabe destacar el estudio reciente de Herrick *et al.*,[6] en el que se hace hincapié en la falta de consenso que existe actualmente en el ámbito reumatológico sobre la definición de lo que es una úlcera digital esclerodérmica, un hecho que debe tenerse muy en cuenta al interpretar los estudios y, especialmente, en el desarrollo de futuros ensayos terapéuticos.

## 1.3 Isquemia/necrosis digital

Es la consecuencia final de la evolución grave de la EVP, con la aparición de isquemia grave que, si es irreversible, provoca la necrosis (véase la figura 1-c), y la consiguiente pérdida digital. La incidencia de amputación digital por paciente-año en los pacientes con UID se estima en un 1,2 %.[4]

Uno de los aspectos diagnósticos más importantes en el abordaje clínico de la EVP esclerodérmica es la identificación temprana de los síntomas y signos sugestivos de pre-isquemia. El dolor digital es el síntoma guía, un dolor exquisito, de gran intensidad, que no suele calmar con la analgesia y que puede empeorar por la noche y con el roce. Los signos de pre-isquemia digital son la hinchazón y una coloración rojiza-violácea que no se modifica con los cambios de temperatura (véase la figura 2).

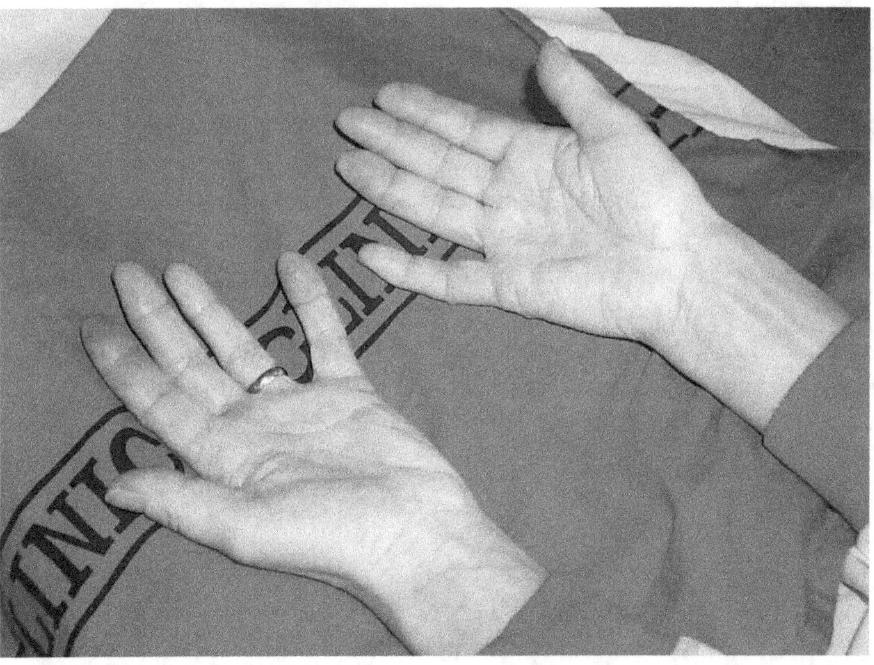

*Figura 2. Signos de pre-isquemia digital en paciente afectado de esclerosis sistémica con esclerodermia limitada y fenómeno de Raynaud grave.*

## 2   Enfermedad vascular periférica: medidas preventivas

Para todo paciente con EVP, la aplicación de medidas generales que modifiquen su estilo de vida y mejoren la calidad de la misma reviste una gran importancia. Educar al paciente para que reconozca el reflejo vasoconstrictor como principal mecanismo de termorregulación es de gran ayuda; así como animarle a aplicar todas aquellas medidas que permitan minimizar las pérdidas de calor corporal en las zonas acras del organismo, mediante el uso de gorras o sombreros, guantes y calcetines adecuados. Además, los pacientes deben ser adiestrados para identificar las circunstancias asociadas o predictoras del ataque agudo de FR (cambios bruscos de temperatura, estrés, etc.). Debe prohibírsele, de forma innegociable, el consumo de tabaco; y en cuanto al alcohol, un estudio reciente sugiere su asociación con un mayor riesgo de padecer FR en las mujeres, aunque el consumo moderado de vino tinto podría considerarse, en cambio, un factor protector.[7]

Por otra parte, es bien conocido que determinados fármacos pueden inducir un FR por su efecto vasoconstrictor periférico, como los ergotamínicos, los simpaticomiméticos y algunos fármacos citotóxicos, como la bleomicina, por lo que su uso en el FR debería evitarse. Tradicionalmente, los betabloqueantes no selectivos se consideraban fármacos contraindicados en el FR; sin embargo, nuevos estudios han refutado este hallazgo. Finalmente, las técnicas de relajación pueden formar parte del tratamiento general del FR, sobre todo en aquellos pacientes en los que el estrés o los factores emocionales precipiten los ataques.

## 3   Tratamiento farmacológico de la enfermedad vascular periférica

Está indicado siempre y cuando las medidas preventivas no sean suficientes para tratar el FR y éste interfiera en las actividades cotidianas del paciente, y, obviamente, en los pacientes con EVP grave. Su principal objetivo es la vasodilatación periférica. La presencia de úlceras isquémicas digitales o de cualquier otro dato isquémico debe considerarse una emergencia médica y, por tanto, el tratamiento tiene que realizarse en un ambiente hospitalario. Es importante aplicar algunas medidas generales como mantener el miembro afectado a temperatura cálida, en reposo y en declive para mejorar la circulación en la zona afectada. El tratamiento vasodilatador debe iniciarse lo más pronto posible.

### 3.1   *Bloqueadores de los canales de calcio*

Son los fármacos considerados de primera línea para el tratamiento del FR leve-moderado.[8] De hecho, hasta ahora, ningún fármaco ha demostrado ser más efectivo o seguro que éstos. Su principal mecanismo consiste en la liberación de calcio intracelular de las células musculares lisas, lo que induce vasodilatación. Según un estudio reciente, los calcioantagonistas reducen el promedio de ataques por semana de 5,0 a 2,8 y disminuyen en un 33 % la gravedad de los ataques isquémicos.[9]

El nifedipino continúa siendo el calcioantagonista de referencia en el tratamiento del FR, no sólo por su acción vasodilatadora sino también por su inhibición de la activación plaquetaria *in vivo* y sus efectos antitrombóticos observados en pacientes con FR secundario a ES. Actualmente, se prefiere la forma de presentación de liberación retardada, de 20 o 40 mg, por su mejor tolerancia. En general, se inicia el tratamiento a dosis bajas (10 mg/día) y se aumenta hasta conseguir la eficacia terapéutica. Puede producir algunos efectos secundarios debidos a la vasodilatación, tales como cefaleas, edemas en extremidades inferiores, sintomatología digestiva y astenia, que pueden ocasionar el abandono del tratamiento o su suspensión. Otra precaución que cabe tomar al administrar este fármaco es que puede provocar una caída aguda en la presión de perfusión, lo que reduciría el flujo sanguíneo digital y aumentaría el riesgo de isquemia y necrosis digital.[8]

Existen otros calcioantagonistas que también pueden ser empleados en el FR. La utilización del nicardipino, felodipino, nisoldipino, amlodipino, nitrendipino, isradipino y diltiazem en el FR es todavía un tema controvertido y con resultados dispares.[8] Estos calcioantagonistas también consiguen una disminución de la frecuencia y la gravedad de los síntomas y una mejoría en la discapacidad que condicionan los ataques agudos del FR. El amlodipino tiene un lento inicio de acción, pero también reduce la frecuencia y la gravedad de los ataques del FR, y presenta una menor incidencia de efectos secundarios. También el nitrendipino reduce la frecuencia y la gravedad de los ataques, aunque en ocasiones la tolerancia del paciente a la rápida vasodilatación que ocasiona es limitada, por lo que se usa a dosis bajas. El verapamilo no ha demostrado ser eficaz en la mayoría de pacientes con FR. Por último, si un fármaco no resulta eficaz, puede intentarse con otro bloqueante de los canales de calcio. Hoy en día, no hay evidencia de que la combinación de estos fármacos sea mejor que la monoterapia.

### 3.2 Nitratos

Los parches de liberación sostenida de nitratos han demostrado producir una reducción en el número y la gravedad de los ataques de FR. Sin embargo, el uso de estos fármacos parece estar limitado por la aparición de cefaleas en un número importante de casos (80 %).[10] También se utilizan los nitratos en gel de aplicación tópica en las zonas de isquemia, aunque debe evitarse su uso si existen úlceras o cualquier solución de continuidad en la piel. Un efecto indeseable que en ocasiones limita su empleo es la aparición de dolor en la zona de aplicación, como consecuencia de una vasodilatación local intensa. Pueden emplearse solos o combinados con los bloqueantes de los canales de calcio.

### 3.3  *Inhibidores del sistema renina-angiotensina*

Los inhibidores de la enzima convertidora de la angiotensina (IECA) se utilizan principalmente en la ES con afectación renal o con hipertensión pulmonar, pero no han demostrado su efectividad en el control de los síntomas del FR. Los inhibidores específicos del receptor tipo-I de la angiotensina II, como el losartán, han demostrado ser algo más efectivos en la reducción de los ataques de vasoespasmo en pacientes con FR, comparados con los IECA previamente estudiados; y comparados con los antagonistas de calcio como el nifedipino, también han mostrado reducir de forma significativa la gravedad y la frecuencia de los ataques de FR,[11] además de presentar un menor porcentaje de efectos adversos (12 % *versus* 39 %). Sin embargo, no hay más evidencia que apoye la superioridad de estos fármacos frente a los bloqueantes de los canales de calcio. Finalmente, pueden utilizarse en monoterapia o combinados con los bloqueantes de los canales de calcio en casos complejos o refractarios.

### 3.4  *Antagonistas de los receptores de la endotelina*

La aparición de los antagonistas de los receptores de la endotelina, de administración oral y con una potente acción vasodilatadora, ha cambiado de forma sustancial la aproximación terapéutica al paciente con EVP. El bosentán es el fármaco del que se tiene mayor experiencia clínica publicada, ya que empezó a utilizarse en el tratamiento del FR complicado en 2003.[12] Es un antagonista de los receptores de la endotelina, un potente vasoconstrictor endógeno implicado en la etiopatogenia del FR. Estudios recientes han mostrado una reducción en la frecuencia, duración y gravedad de los ataques isquémicos de FR en pacientes con ES tratados con este fármaco[12-19] (véase la tabla 1).

A nivel molecular, el bosentán ha demostrado reducir de forma significativa el número de células circulantes CD146, una población celular asociada al daño vascular, y, por otra, incrementar la población celular CD34, que contiene progenitores endoteliales o angioblastos involucrados en la reparación vascular.[8] Estos hallazgos, además de las numerosas ventajas que ofrece este fármaco (administración oral, respuesta clínica rápida, ausencia de efectos secundarios graves y ahorro de costes en ingresos hospitalarios), apuntan a un papel prometedor del mismo en el tratamiento del FR complicado en pacientes con ES (véase la figura 3). Aunque no hay estudios que hayan comparado la eficacia del bosentán y las prostaglandinas, estas últimas tienen la desventaja de administrarse de forma endovenosa a través de un catéter central y requerir hospitalización durante al menos 10 días, lo que aumenta el coste hospitalario.

El bosentán se ha utilizado en la prevención del desarrollo de úlceras cutáneas;[20] buena muestra de ello lo proporciona el estudio multicéntrico aleatorio y controlado con placebo RAPIDS-1.[19] En este estudio también se encontró un 48 % de reducción en la

| Autor (año) | Fármaco | Tipo de estudio | N.º de pacientes | Indicación | Seguimiento | Principales resultados | Efectos adversos |
|---|---|---|---|---|---|---|---|
| Funauchi *et al.* (2008)[13] | Bosentán | Observacional | 13 | HAP | 8 semanas | Mejoría FR (87 %) Desaparición UD (100 %) | Alter. hepática (n = 3) Eritema (n = 2) Elev. CK (n = 1) |
| García de la Peña *et al.* (2008)[14] | Bosentán | Observacional | 15 | UD (12) HAP (3) | 25 meses | Diferencias significativas en reducción UD, n.º episodios FR y funcional FR (EVA) | Alter. hepática (n = 6) Rinorrea (n = 2) Cefalea (n = 1) |
| Riccardi *et al.* (2007)[15] | Bosentán | Observacional | 9 | HAP | 12 meses | No nuevas UD (78 %) Reducción del 50 % de las UD previas | NE |
| Hettema *et al.* (2007)[16] | Bosentán | Observacional | 15 | FR | 16 semanas | Diferencias significativas en reducción n.º episodios, duración y gravedad FR | NE |
| Selenko-Gebauer *et al.* (2006)[17] | Bosentán | Observacional | 3 | UD | NE | Reducción n.º episodios FR y funcional FR (EVA) | No |
| Launay *et al.* (2006)[18] | Bosentán | Observacional | 9 | UD | 24 meses | Desaparición completa UD (78 %) Disminución n.º UD (de 22 a 5) | Edema (n = 1) Cefalea (n = 1) |
| Gore *et al.* (2005)[25] | Sildenafilo | Observacional | 10 | FR | NE | Reducción n.º episodios y gravedad FR (80 %) Desaparición completa UD (75 %) | Dolor precordial (n = 1) |
| Fries *et al.* (2005)[26] | Sildenafilo | Randomizado y controlado | 20 | FR | 4 semanas | Reducción n.º episodios FR y funcional FR (EVA) | Cefalea (n = 4) Eritema (n = 3) Náuseas (n = 2) |
| Korn *et al.* (2004)[19] | Bosentán | Randomizado y controlado | 122 | UD | 16 semanas | 48 % de reducción de nuevas UD Mejoría significativa función manual No diferencias en curación de UD existentes | Alter. hepática (n = 9) Diarrea (n = 7) |
| Ramos-Casals *et al.* (2004)[12] | Bosentán | Observacional | 4 | FR | 12 meses | Mejoría pre-isquemia e isquemia digital | No |

*Tabla 1. Estudios sobre el uso de antagonistas de la endotelina e inhibidores de la fosfodiesterasa en la enfermedad vascular periférica esclerodérmica. HAP: hipertensión arterial pulmonar; UD: úlceras digitales; FR: fenómeno de Raynaud; NE: no especificado; EVA: escala visual analógica.*

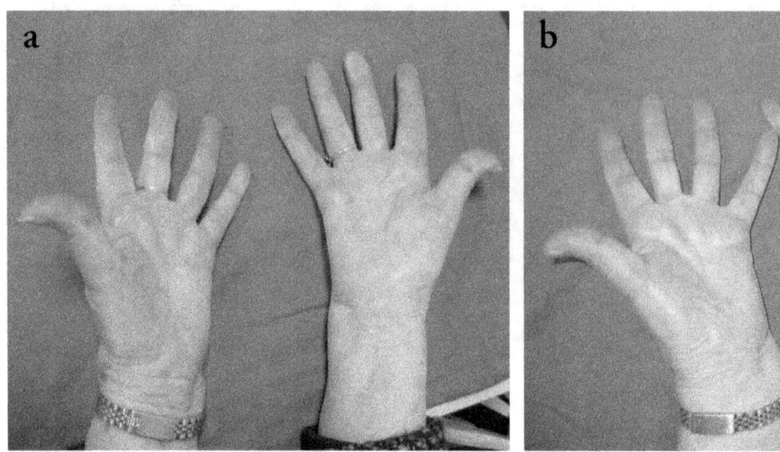
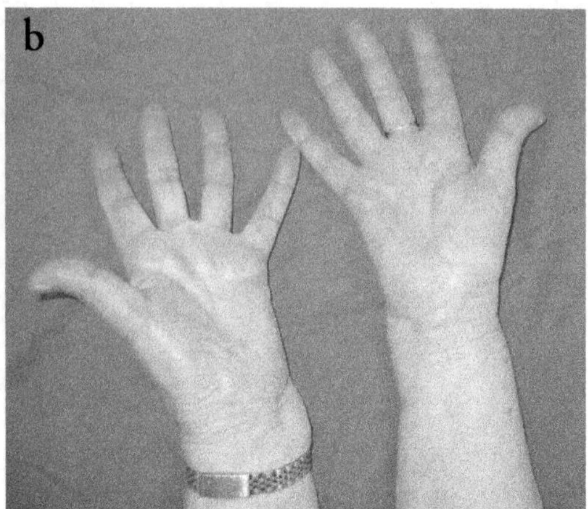


*Figura 3. Eficacia del tratamiento con bosentán en el fenómeno de Raynaud complicado en una paciente con esclerosis sistémica: pretratamiento* (a) *y postratamiento* (b).

media de aparición de nuevas úlceras cutáneas. En los últimos tres años, se han descrito diversos casos en los que este fármaco logró la curación completa o una disminución importante de las úlceras digitales refractarias[14] a diversos tratamientos, como antagonistas de calcio, nitratos, prostaglandinas, e incluso a tratamientos invasivos como el bloqueo simpático.[12,13,15,16,18,21-24] Estos resultados han motivado la reciente aprobación por parte de la EMEA (Agencia Europea del Medicamento) del uso de bosentán en estos pacientes.

### 3.5   *Inhibidores de la fosfodiesterasa*

Estos fármacos son inhibidores potentes y altamente selectivos de la fosfodiesterasa-5. Por sus propiedades vasodilatadoras, se utilizan para el tratamiento de la disfunción eréctil, pero también se ha demostrado que reducen la presión arterial pulmonar y sistémica y favorecen la velocidad del flujo digital. Un estudio reciente ha demostrado que el sildenafilo disminuye de forma significativa la frecuencia y la duración de los ataques de FR,[25] además de cuadriplicar la velocidad media del flujo capilar, mejorando con ello la microcirculación en el FR[26] (véase la tabla 1). En algunos casos aislados, se ha demostrado su utilidad en la mejoría de las úlceras digitales en pacientes con FR refractarios a otros vasodilatadores[27] como las prostaglandinas.

El vardenafilo, otro inhibidor de la fosfodiesterasa, también ha demostrado mejorar el flujo capilar digital.[28] Sin embargo, tanto el sildenafilo como el vardenafilo tienen una vida media muy corta, de 3,8 horas, por lo que actualmente se están analizando otros inhibidores de la fosfodiesterasa, como el tadalafilo, cuya vida media es de 17,7 horas, y que ha mostrado ser útil en casos resistentes al sildenafilo. Finalmente, no se aconseja usar los inhibidores de la fosfodiesterasa-5 combinados con los nitratos.[1]

## 3.6  Prostaglandinas

La prostaciclina y la prostaglandina E1 (PGE1) se emplean en el ámbito hospitalario en el tratamiento de la EVP esclerodérmica grave. Proporciona buenos resultados en cuanto a vasodilatación, pero su escasa vida media obliga a repetir el tratamiento muy a menudo. La PGE1 ha demostrado su efectividad en el tratamiento de la isquemia crónica grave de extremidades inferiores y de las úlceras digitales, y la prostaciclina ha demostrado su eficacia en pacientes con FR e hipertensión pulmonar grave. En la práctica clínica, los fármacos más utilizados son el alprostadil y el iloprost.[8] Sin embargo, sus efectos secundarios (cefaleas, náuseas, vómitos y diarreas) y su administración (necesita una vía central) pueden condicionar su prescripción. Finalmente, las formas de presentación del iloprost para ser administrado por vía oral no han demostrado su eficacia. Otros análogos administrados por vía oral, entre ellos el cicaprost, tampoco han demostrado beneficios superiores al placebo.[8]

- *Alprostadil.* Está indicado en los ataques agudos de FR con compromiso vascular grave (úlcera o gangrena digital), situación en la cual se requiere siempre el ingreso hospitalario, ya que durante su administración el paciente debe estar monitorizado. Su dosificación habitual es de 40 microgramos/12 horas. A partir del segundo día de tratamiento, pueden administrarse 60 microgramos/día. La solución debe prepararse inmediatamente antes de la infusión, pues permanece estable sólo durante 24 horas a 5 °C. Algunos de sus efectos secundarios son: cefaleas, sofocos, hipotensión, arritmias y *shock* vasovagal. Ante la aparición de éstos, debe reducirse la velocidad de infusión o, según la gravedad, suspender la administración.
- *Iloprost.* Es un análogo estable de la prostaciclina. Presenta un potente efecto vasodilatador y antiagregante plaquetario, y se ha utilizado en el FR y en la hipertensión pulmonar asociada a ES. Induce una respuesta clínica muy duradera (de hasta ocho semanas), a la vez que reduce la frecuencia y la gravedad de los ataques de FR. Se administra durante cinco días consecutivos por vía endovenosa. La dosificación no está bien establecida y puede variar de 0,5 a 2,0 µg/kg/min. Algunos autores proponen un tratamiento de mantenimiento mensual (un día cada cuatro semanas), tras su administración convencional de cinco días.[8] Recientemente, se ha propuesto un nuevo protocolo de administración que consiste en aumentar la dosis de forma progresiva (0,5 a 2 µg/kg/min) de iloprost durante un período de 6 horas cada día durante 10 días en 2 semanas consecutivas con ciclos repetidos a intervalos regulares de 3 meses durante 18 meses. Con esta dosis, el promedio total de la duración y la frecuencia de los ataques se redujo de forma significativa.[29] No obstante, un estudio encontró que la dosis de 0,5 µg de iloprost era igual de eficaz que la de 2 µg/kg en la reducción de la frecuencia y duración de los ataques del FR.[30] Dos estudios recientes han comparado la eficacia del iloprost con la del alprostadil en el tratamiento del FR, y no se han encontrado diferencias significativas, aunque probablemente el menor coste y la facilidad de manejo favorecieron a este último.[8]

El uso de prostaglandinas en el tratamiento de las úlceras isquémicas se ha evaluado en estudios recientes. El iloprost induce una respuesta clínica muy duradera (de hasta ocho semanas) y favorece la cicatrización de las úlceras digitales. El treprostinil, de administración subcutánea, también ha mostrado ser útil en el tratamiento de las úlceras digitales (disminución de su tamaño, no aparición de otras nuevas) y la necrosis digital grave en la ES; sin embargo, la elevada tasa de reacciones en el lugar de inyección podría limitar la utilidad de este tratamiento.[31]

### 3.7 Antiagregación y anticoagulación

El tratamiento antiagregante con aspirina se recomienda en aquellos pacientes con FR grave que presentan alto riesgo de desarrollar úlceras isquémicas o episodios trombóticos.[1] La anticoagulación con heparina suele utilizarse en el tratamiento agudo de las crisis isquémicas para prevenir la aparición de trombosis digital, pero su uso a largo plazo con heparina o acenocumarol no está recomendado, excepto en los casos asociados a un trastorno de la coagulación.[1] Por último, se ha propuesto la posibilidad de utilizar fármacos fibrinolíticos en el tratamiento del FR grave,[8] aunque su uso no se ha generalizado.

### 3.8 Estatinas

Un estudio reciente ha demostrado que la atorvastatina disminuye de forma significativa la aparición de nuevas úlceras y reduce la gravedad y el dolor de la EVP.[32] Los pacientes recibieron aleatoriamente atorvastatina 40 mg/d ($n = 56$) o placebo ($n = 28$). Después de cuatro meses de tratamiento, el número medio de nuevas úlceras digitales fue inferior en el grupo tratado con estatinas (1,6 *versus* 2,5; $P = 0,003$), una diferencia no atribuible al uso de otros tratamientos concomitantes. Estudios futuros pueden evaluar el posible efecto sinérgico en terapias combinadas con estatinas y otros fármacos como antagonistas de la endotelina o las prostaglandinas.

### 3.9 Otros tratamientos farmacológicos

En el tratamiento del FR, se han utilizado otros fármacos vasodilatadores, por ejemplo, la pentoxifilina, la timoxamina, el naftidrofurilo y el nicotin-inositol. En la actualidad, estos fármacos están en desuso, pues su beneficio terapéutico en el FR es dudoso y no existen ensayos clínicos recientes que los avalen. También se han utilizado en algunos estudios fármacos simpaticolíticos tales como la guanetidina, la metildopa, la fentolamina, la prazosina, la reserpina y otros, aunque sus efectos colaterales limitan su uso y los resultados son contradictorios. El péptido del gen relacionado con la calcitonina (CGRP), uno de los más potentes vasodilatadores endotelio-independiente, fue analizado en estudios de principios de la década de 1990, pero su uso no se ha generalizado. Recientemente, se han descrito propiedades antiplaquetarias y protectoras del endotelio en el uso de los inhibidores de la recaptación de la serotonina, y el uso de fármacos biológicos como el rituximab y el anakinra en casos aislados refractarios.[8]

## 4  Tratamiento quirúrgico

Éste debe considerarse una de las últimas opciones terapéuticas, sólo aplicable en los casos de FR más invalidante. Así, la simpatectomía se ha mostrado útil en algunos casos de FR grave.[33,34] En cualquier caso, e independientemente de cuál sea la vía de acceso quirúrgico, este tratamiento está reservado para las formas más incapacitantes de FR refractarias al tratamiento farmacológico.

## 5  Terapias experimentales

Para combatir el FR se han propuesto otras modalidades terapéuticas, entre ellas la administración local de toxina botulínica en pacientes refractarios a otros tratamientos farmacológicos; el resultado ha sido una reducción del dolor, de la gravedad y la frecuencia de episodios vasoespásticos. La terapia con láser también ha demostrado reducir el número de ataques isquémicos y su intensidad, mientras que la estimulación de la médula espinal ha demostrado reducir el dolor producido por las úlceras digitales incluso en pacientes previamente sometidos a bloqueo simpático.[8]

## 6  Terapias futuras: células madre

Se han publicado los primeros resultados sobre el uso de células madre CD34+ derivadas de la médula ósea, utilizadas con éxito en la regeneración de arterias pequeñas en la enfermedad de Buerger y que, recientemente, también han demostrado incrementar de forma estadísticamente significativa el flujo sanguíneo en las lesiones digitales del FR. Un estudio reciente[35] mostró que las células CD34+ de sangre periférica y médula espinal tenían un efecto rápido y beneficioso sobre la cicatrización de las úlceras y disminuían la frecuencia diaria y la duración de los episodios del FR. Además, han demostrado aumentar el flujo de la microcirculación,[35,36] así como los niveles circulantes de progenitores CD133+/VEGFR2+ conocidos por sus efectos celulares de angiogénesis.[35]

## 7   Conclusiones

En la actualidad, disponemos de un amplio abanico de fármacos para tratar al paciente con EVP esclerodérmica; sin embargo, los calcioantagonistas (especialmente el nifedipino) continúan siendo el fármaco de primera elección en el tratamiento del FR leve-moderado.[37] En la EVP complicada, la infusión intravenosa de prostaglandinas es la terapia indicada para utilizar en aquellos pacientes con lesiones necróticas o isquémicas avanzadas, mientras que los antagonistas de la endotelina por vía oral se utilizarían en los pacientes con úlcera digital o datos de pre-isquemia. Las recomendaciones más recientes del grupo de estudio EUSTAR[37] sugieren que el bosentán ha demostrado ser eficaz en estudios aleatorios y controlados en la prevención de la aparición de nuevas úlceras digitales, sobre todo en los pacientes con múltiples lesiones. La aparición de nuevos estudios etiopatogénicos sobre el papel del endotelio ha creado importantes expectativas sobre nuevos enfoques terapéuticos en el tratamiento del FR.

En general, los fármacos que hoy se utilizan permiten disminuir la frecuencia, la duración y la intensidad de las crisis vasoespásticas y favorecen la cicatrización de las úlceras digitales; no obstante, la mayoría de ellos no están exentos de efectos secundarios. Por consiguiente, la indicación de tratamiento debe establecerse en función del grado de afectación funcional y de la gravedad de la EVP, con la finalidad de ofrecer la mejor proporción posible entre el beneficio obtenido con el tratamiento y la tolerancia al mismo por parte del paciente.

## BIBLIOGRAFÍA

1. Hummers LK, Wigley FM. Scleroderma. En «Rheumatology: Current Diagnosis and Treatment». Eds. Imboden J, Hellmann D, Stone J. Ed. McGraw-Hill, New York, 2007.
2. Bowling JCR, Dowd PM. Raynaud's disease. Lancet 2003; 361: 2078-080.
3. Mouthon L, Mestre-Stanislas C, Bérezné A *et al.* Impact of digital ulcers on disability and health-related quality of life in systemic sclerosis. Ann Rheum Dis 2009 [Epub ahead of print].
4. Hachulla E, Clerson P, Launay D *et al.* Natural history of ischemic digital ulcers in systemic sclerosis: single-center retrospective longitudinal study. J Rheumatol 2007; 34: 2423-430.
5. Alivernini S, De Santis M, Tolusso B *et al.* Skin ulcers in systemic sclerosis: determinants of presence and predictive factors of healing. J Am Acad Dermatol 2009; 60: 426-35.
6. Herrick AL, Roberts C, Tracey A *et al.* Lack of agreement between rheumatologists in defining digital ulceration in systemic sclerosis. Arthritis Rheum 2009; 6: 878-82.
7. Suter LG, Murabito JM, Felson DT *et al.* Smoking, alcohol consumption, and Raynaud's phenomenon in Middle Age. Am J Med 2007; 120: 264-71.
8. Brito-Zerón P, Sisó A, Ramos-Casals M. Nuevas perspectivas en el tratamiento del fenómeno de Raynaud. Med Clin (Barcelona) 2008; 9 (supl.): 28-32.
9. Thompson AE, Pope JE. Calcium channel blockers for primary Raynaud's phenomenon: a meta-analysis. Rheumatology (Oxford) 2005; 44: 145-50.
10. Teh LS, Manning J, Moore T *et al.* Sustained release transdermal glyceryl trinitrate patches as a treatment for primary and secondary Raynaud's phenomenon. Br J Rheum 1995; 34: 636-41.
11. Dziadzio M, Denton CP, Smith R *et al.* Losartan therapy for Raynaud's phenomenon and scleroderma: clinical and biochemical findings in a fifteen-week, randomized, parallel-group, controlled trial. Arthritis Rheum 1999; 42: 2646-655.
12. Ramos-Casals M, Brito-Zerón P, Nardi N *et al.* Successful treatment of severe Raynaud's phenomenon with bosentan in four patients with systemic sclerosis. Rheumatology (Oxford) 2004; 43: 1454-456.
13. Funauchi M, Kishimoto K, Shimazu H *et al.* Effects of bosentan on the skin lesions: an observational study from a single center in Japan. Rheumatol Int 2008 [Epub ahead of print].
14. García de la Peña-Lefebvre P, Rodríguez Rubio S, Valero Expósito M *et al.* Long-term experience of bosentan for treating ulcers and healed ulcers in systemic sclerosis patients. Rheumatology (Oxford) 2008; 47: 464-66.
15. Riccardi MT, Chialà A, Lannone F *et al.* Treatment of digital ulcers in systemic sclerosis with endothelin-1 receptor antagonist (bosentan). Reumatismo 2007; 59: 135-39.
16. Hettema ME, Zhang D, Bootsma H *et al.* Bosentan therapy for patients with severe Raynaud's phenomenon in systemic sclerosis. Ann Rheum Dis 2007; 66: 1398-399.
17. Selenko-Gebauer N, Duschek N, Minimair G *et al.* Successful treatment of patients with severe secondary Raynaud's phenomenon with the endothelin receptor antagonist bosentan. Rheumatology (Oxford) 2006; 45 (suppl. 3): iii45-8.
18. Launay D, Diot E, Pasquier E *et al.* Bosentan for treatment of active digital ulcers in patients with systemic sclerosis. Presse Med 2006; 35: 587-92.
19. Korn JH, Mayes M, Matucci Cerinic M *et al.* Digital ulcers in systemic sclerosis: prevention by treatment with bosentan, an oral endothelin receptor antagonist. Arthritis Rheum 2004; 50: 3985-993.
20. Humbert M, Cabane J. Succesful treatment of systemic sclerosis digital ulcers and pulmonary arterial hipertensión with endothelin receptor antagonist bosentan. Rheumatology 2003; 42: 191-93.
21. Chamaillard M, Heliot-Hosten I, Constans J *et al.* Bosentan as a rescue therapy in scleroderma refractory digital ulcers. Arch Dermatol 2007; 143: 125-26.
22. Snyder MJ, Jacobs MR, Grau RG *et al.* Resolution of severe digital ulceration during a course of Bosentan therapy. Ann Intern Med 2005; 142: 802-03.
23. Dunne J, Dutz J, Shojania K *et al.* Treatment of severe Raynaud's phenomenon with bosentan in a patient with systemic sclerosis. Rheumatology (Oxford) 2006; 45: 911-12.
24. Yu EP, Ostor AJ, Hall FC. Successful treatment with bosentan for severe digital ischaemia in limi-

ted cutaneous systemic sclerosis. Ann Rheum Dis 2007; 66: 1122-123.

25. Gore J, Silver R. Oral sildenafil for the treatment of Raynaud's phenomenon and digital ulcers secondary to systemic sclerosis. Ann Rheum Dis 2005; 64: 1387.

26. Fries R, Shariat K, von Wilmowsky H *et al.* Sildenafil in the treatment of Raynaud's phenomenon resistant to vasodilatory therapy. Circulation 2005; 112: 2980-985.

27. Colglazier CL, Sutej PG, O'Rourke KS. Severe refractory fingertip ulcerations in a patient with scleroderma: successful treatment with sildenafil. J Rheumatol 2005; 32: 2440-442.

28. Caglayan E, Huntgeburth M, Karasch T *et al.* Phosphodiesterase type 5 inhibition is a novel therapeutic option in Raynaud disease. Arch Intern Med 2006; 166: 231-33.

29. Milio G, Corrado E, Genova C *et al.* Iloprost treatment in patients with Raynaud's phenomenon secondary to systemic sclerosis and the quality of life: a new therapeutic protocol. Rheumatology (Oxford) 2006; 45: 999-1004.

30. Kawald A, Burmester GR, Huscher D *et al.* Low versus high-dose iloprost therapy over 21 days in patients with secondary Raynaud's phenomenon and systemic sclerosis: a randomized, open, single-center study. J Rheumatol 2008; 35: 1830-837.

31. Engel G, Rockson SG. Treprostinil for the treatment of severe digital necrosis in systemic sclerosis. Vasc Med 2005; 10: 29-32.

32. Abou-Raya A, Abou-Raya S, Helmii M. Statins: potentially useful in therapy of systemic sclerosis-related Raynaud's phenomenon and digital ulcers. J Rheumatol 2008; 35: 1801-808.

33. Maga P, Kuzdzal J, Nizankowski R. Long-term effects of thoracic sympathectomy on microcirculation in the hands of patients with primary Raynaud disease. J Thorac Cardiovasc Surg 2007; 133: 1428-433.

34. Ting JC, Fukshansky M, Burton AW. Treatment of refractory ischemic pain from chemotherapy-induced Raynaud's syndrome with spinal cord stimulation. Pain Pract 2007; 7: 143-46.

35. Nevskaya T, Ananieva L, Bykovskaia S *et al.* Autologous progenitor cell implantation as a novel therapeutic intervention for ischaemic digits in systemic sclerosis. Rheumatology (Oxford) 2009; 48: 61-4.

36. Miniati I, Guiducci S, Conforti ML *et al.* Autologous stem cell transplantation improves microcirculation in systemic sclerosis. Ann Rheum Dis 2009; 68: 94-8.

37. Kowal-Bielecka O, Landewé R, Avouac J *et al.* EULAR recommendations for the treatment of systemic sclerosis: a report from the EULAR Scleroderma Trials and Research group (EUSTAR). Ann Rheum Dis 2009; 68: 620-28.

# Capítulo 6

# Nefropatía esclerodérmica

G. Espinosa Garriga, M. A. Plasín Rodríguez

Servicio de Enfermedades Autoinmunes
Hospital Clínic
Barcelona

*Dirección para correspondencia*
Hospital Clínic
Dr. G. Espinosa Garriga
gespino@clinic.ub.es

# 1 Introducción

La afección renal más frecuente en la esclerosis sistémica (ES) es la crisis renal escle-rodérmica (CRE), la cual aparece en aproximadamente el 5 % de los pacíentes con ES.[1] Desde el punto de vista clínico, se caracteriza por el desarrollo de hipertensión arterial (HTA) maligna o acelerada con datos de anemia hemolítica microangiopáti-ca y diversos grados de insuficiencia renal progresiva. Con la introducción de los in-hibidores de la enzima convertidora de la angiotensina (IECA), su mortalidad se ha reducido de una forma drástica, aunque continúa siendo apreciable;[2] además, se trata de una manifestación clínica con una elevada morbilidad. En este sentido, aproxima-damente dos tercios de los pacientes requieren tratamiento sustitutivo de la función renal, si bien la mitad de éstos la recuperan y pueden suspender la diálisis. Esta recu-peración funcional renal puede producirse hasta 24 meses después del episodio agudo de CRE.[3]

En pacientes con ES se han descrito otros tipos de manifestaciones renales. Así, puede aparecer una HTA aislada no asociada a CRE, una elevación de la creatinina o alteraciones del sedimento en forma de proteinuria que pueden ser silentes o bien ma-nifestaciones de índole inflamatoria como la presencia de glomerulonefritis o vasculi-tis en las muestras de biopsias renales.[4]

En este capítulo se revisan aspectos fisiopatológicos, clínicos, diagnósticos y los trata-mientos de cada una de estas manifestaciones renales que pueden aparecer en los pacien-tes con ES.

# 2 Crisis renal esclerodérmica

Además de ser la manifestación renal más frecuente de la ES, es también la que conlleva un peor pronóstico funcional. En las primeras descripciones, afectaba hasta al 20 % de los pacientes; sin embargo, datos más recientes sitúan su frecuencia de aparición próxi-ma al 5 %, y por debajo del 2 % en pacientes con ES limitada.[5,6] Se presenta en menor grado en la forma de inicio juvenil de la enfermedad.

## 2.1   Fisiopatología

No se conoce con exactitud cuál es el mecanismo patogénico que origina esta manifestación clínica. En las biopsias renales realizadas en los pacientes con ES se objetiva una proliferación de la íntima de los vasos, lo que provocaría una disminución del calibre y de la perfusión renal. Otros autores hablan de una hiperreactividad vascular y de la existencia de un fenómeno de Raynaud renal, lo cual explicaría la disminución de la perfusión cortical renal.[7] Un dato a favor de este mecanismo es que se ha descrito una mayor frecuencia de aparición de la CRE durante los meses de invierno.[8] Además, existen evidencias de una disminución de la perfusión en pacientes con CRE o insuficiencia renal progresiva en comparación con pacientes con ES sin afectación renal.

También se ha implicado el sistema renina-angiotensina-aldosterona en la génesis de la CRE, de modo que en estos pacientes existiría una situación de hipereninemia que produciría una hiperplasia del aparato yuxtaglomerular.[9] Ello podría explicar la respuesta a los IECA.

Desafortunadamente, ninguno de los mecanismos expuestos se ha podido demostrar de forma fehaciente. En este sentido, ni la disminución del flujo renal ni la elevación del nivel plasmático de renina se han mostrado útiles para predecir el desarrollo de la CRE. Además, también se han descrito situaciones de hipereninemia en pacientes con ES sin afectación renal, por lo que es probable que se requieran otros factores para el desarrollo de ésta. Así, situaciones que producen disminución del flujo renal como la sepsis, la deshidratación o la insuficiencia cardíaca, pueden desencadenar la CRE.

Otro posible factor etiopatogénico está representado por lo anticuerpos antiARN polimerasa III. De hecho, la prevalencia de estos autoanticuerpos en pacientes con esclerodermia difusa y CRE es de casi el 60 % y resulta mucho mayor que en pacientes sin afectación renal.[10,11] Por otra parte, se ha descrito como factor de mal pronóstico funcional renal la presencia de depósitos peritubulares de C4d en la biopsia renal de pacientes con CRE.[12] El C4d es un producto de degradación de la vía clásica del complemento y su presencia se ha relacionado con el daño mediado por anticuerpos en el trasplante renal. Ello puede indicar que la patogénesis de la CRE en algunos pacientes pueda estar mediada por estos anticuerpos.

Finalmente, la endotelina-1 se ha descrito como un factor importante en la patogenia de la ES. Mediante la inducción de ICAM-1, esta endotelina-1 activa la expresión de moléculas de adhesión que son fundamentales para la respuesta inflamatoria que se produce en las fases iniciales de la enfermedad. Además, tiene un potente efecto vasoconstrictor y es un mediador en el proceso de remodelado de la matriz extracelular. Activa los fibroblastos y otras células mesenquimales en su diferenciación a miofibroblastos, principal elemento celular en el proceso de remodelado tisular, reparación y finalmente fibrosis.[13] También se han relacionado los niveles elevados de endotelina-1 con la existencia de daño vascular como la hipertensión pulmonar o la crisis renal hipertensiva.[14] Es posible que en algunos pacientes con ES, la endotelina-1 lleve a cabo alguna acción patogénica en el desarrollo de CRE. De hecho, existen evidencias acerca de un aumento en la expresión de endotelina-1 y de su receptor tipo B en muestras procedentes de biopsias renales de pacientes con CRE.[15] Sin embargo, si bien se han relacionado dos polimorfismos del receptor A de la endotelina-1 con los anticuerpos antiARN polimerasa III, no se ha podido establecer ninguna relación con el desarrollo clínico de la CRE.[16]

## 2.2 Manifestaciones clínicas

Estudios recientes demuestran que la CRE afecta aproximadamente al 5 % de los pacientes con ES.[5] Además, es más frecuente en pacientes que padecen la forma difusa de la enfermedad que en aquellos que padecen la forma limitada, ya que en estos últimos aparece sólo en el 2 %. Puede ser la manifestación inicial de la enfermedad hasta en una cuarta parte de los pacientes, y aquellos casos en que aparece en fases avanzadas corresponden en su mayoría a pacientes con la variedad limitada.[6,17]

La forma clásica de la CRE, presente hasta en el 90 % de los pacientes, se manifiesta en forma de hipertensión arterial, casi siempre con características de maligna o acelerada junto a un deterioro progresivo de la función renal. De esta manera, es frecuente encontrar una retinopatía de grado III o IV y síntomas de encefalopatía hipertensiva como alteración del nivel de conciencia, síndrome confusional, cefalea y convulsiones. Consecuencia de ello es la aparición de otras manifestaciones: la hemorragia cerebral, el edema pulmonar, la disfunción sistólica ventricular u otras complicaciones cardíacas, entre ellas la pericarditis, la miocarditis y las arritmias. También es frecuente encontrar signos de anemia hemolítica microangiopática, aunque la existencia de una coagulopatía de consumo es rara. La insuficiencia renal progresiva es un dato muy frecuente y la oliguria, un signo de mal pronóstico. Este deterioro puede aparecer en el curso de semanas. En la tabla 1 se muestran las principales características clínicas de los pacientes incluidos en las diferentes series publicadas.

Cabe tener en cuenta que entre el 10 y el 15 % de los pacientes con CRE no presentan cifras elevadas de tensión arterial. En este grupo, el diagnóstico puede ser difícil y se basa en otras características como la presencia de datos de anemia hemolítica microangiopática o el deterioro funcional renal. Asimismo, el pronóstico vital de estos pacientes es peor.[17,18]

## 2.3 Datos de laboratorio

La creatinina plasmática se halla elevada en los pacientes que padecen ES y CRE. El nivel de esta elevación, como se refleja en la tabla 1, es variable, de manera que cifras muy elevadas, por encima de los 500 µmol/L, aparecen sólo en el 18 %[6] y en el 32 %[17] de los pacientes, respectivamente. La creatinina puede continuar en ascenso a pesar de controlar la tensión arterial con el tratamiento adecuado.

|  | Teixeira y col.<br>(n = 50) | Penn y col.<br>(n = 110) | Steen y col.<br>(n = 195) |
|---|---|---|---|
| – Características demográficas |  |  |  |
| Mujer | 37 (74 %) | 87 (79 %) | 161 (83 %) |
| Duración de la enfermedad (meses) | 27,7 | 7,5 | 27 |
| Edad al diagnóstico de la CRE (años) | 53,3 | 50,7 | 50 |
| – Tipo de esclerosis sistémica |  |  |  |
| Difusa | 86 % | 78 % | 83 % |
| Limitada | 14 % | 22 % | 17 % |
| – Manifestaciones clínicas |  |  |  |
| Fenómeno de Raynaud | 91,8 % | NA | NA |
| EPID | 91,4 % | NA | NA |
| HAP | 4 % | NA | NA |
| Afectación gastrointestinal | 84 % | NA | NA |
| – Manifestaciones de la CRE |  |  |  |
| HTA | 88 % | NA | 85 % |
| TAS media (mm/Hg) | 189 | 193 | 184 |
| TAD media (mm/Hg) | 111 | 114 | 108 |
| Insuficiencia cardíaca | 46 % | 31 % | NA |
| Arritmia | 18 % | NA | 25 % |
| Encefalopatía hipertensiva | 34 % | NA | NA |
| Convulsiones | 10 % | NA | 8 % |
| Hemorragia intracerebral | 10 % | NA | NA |
| Oligoanuria | 44 % | NA | NA |
| – Datos de laboratorio |  |  |  |
| Creatinina (µmol/L) | 468 | 200 | 248 |
| Hemoglobina (g/dL) | 9,4 | NA | NA |
| Trombocitopenia | NA | 50 % | 39 % |
| Microangiopatía trombótica | 46 % | 59 % | 30 % |
| – Inmunología |  |  |  |
| Anticuerpos antinucleares | 90 % | 60 % | NA |
| Anticuerpos antitopoisomerasa I | 32 % | 17 % | 20 % |
| Anticuerpos anticentrómero | 0 % | 1,8 % | 1 % |
| Anticuerpos antiRNA polimerasa III | NA | 59 % | NA |

*Tabla 1. Características clínicas de pacientes con esclerosis sistémica y crisis renal esclerodérmica.*
*CRE: crisis renal esclerodérmica; EPID: enfermedad pulmonar intersticial difusa;*
*HTA: hipertensión arterial; HAP: hipertensión pulmonar; NA: dato no aportado;*
*TAD: tensión arterial diastólica; TAS: tensión arterial sistólica.*

El estudio de la orina puede objetivar grados variables de proteinuria, con frecuencia por debajo del rango nefrótico (0,5-2,5 g/24 h) hasta en la mitad de los pacientes. La hematuria microscópica y los cilindros granulares aparecen en el 42 % de los pacientes.[17]

Datos de anemia hemolítica microangiopática como la presencia de esquistocitos en el frotis de sangre periférica y trombocitopenia se objetivan aproximadamente en la mitad de los pacientes. La cifra de plaquetas suele situarse por encima de las 50.000/mm$^3$ y con frecuencia se normaliza con el control efectivo de la tensión arterial.

## 2.4 Estudios inmunológicos

Los anticuerpos antinucleares son positivos en la mayoría de los pacientes con CRE, y de forma característica, el patrón de inmunofluorescencia es el nucleolar. La frecuencia de anticuerpos antitopoisomerasa 1, relacionados con la forma difusa de la esclerodermia, es mayor que la de los anticuerpos anticentrómero, típicos de la forma limitada (véase la tabla 1). Por otra parte, los pacientes con anticuerpos antiRNA polimerasa III presentan una afectación cutánea más grave y la frecuencia más elevada de CRE.[6,11] En la actualidad, se halla comercializado el método de detección (ELISA) de estos anticuerpos, por lo que es posible identificar a los pacientes que presentan un riesgo aumentado de desarrollar CRE. Desde el punto de vista de laboratorio, estos anticuerpos antiARN polimerasa III se relacionan con un patrón de inmunofluorescencia moteado fino de los anticuerpos antinucleares, y de forma excepcional, anticuerpos antitopoisomerasa 1.[19] Desde un punto de vista clínico, es posible identificar a estos pacientes porque presentan una afectación cutánea y tendinosa muy importante, y de forma ocasional, una afectación intersticial pulmonar.[20]

## 2.5 Factores de riesgo para el desarrollo de una crisis renal esclerodérmica

A partir de los resultados de diferentes estudios, se ha definido una serie de factores clínicos e inmunológicos que incrementan el riesgo de sufrir una CRE (véase la tabla 2). Destaca el uso de glucocorticoides. Su relación con el desarrollo de la CRE se ha analizado en cuatro estudios retrospectivos en los que se examinó a un total de 544 pacientes.[17,18,21,22] En uno de estos estudios con un diseño de casos y controles, el 36 % de los pacientes con CRE habían recibido tratamiento con prednisona a dosis iguales o superiores a 15 mg/día o equivalentes en los seis meses previos al desarrollo de la CRE, comparado con el 12 % de los controles.[21] En otro de los estudios, el tratamiento con glucocorticoides apareció como antecedente en el 61 % de los pacientes con CRE y la exposición a éstos durante los tres meses previos se asoció a un mayor riesgo de CRE.[17] Cabe tener en cuenta que los pacientes que reciben este tratamiento son los que presentan la forma difusa rápidamente progresiva de la enfermedad, y son también los que tienen mayor riesgo de desarrollar la CRE.

– Uso previo de glucocorticoides (prednisolona >15 mg/día
  o equivalente)
– Uso de diuréticos
– Afectación cutánea difusa
– Afectación cutánea rápidamente progresiva
– Desarrollo de anemia
– Aparición de insuficiencia cardíaca
– Derrame pericárdico
– Anticuerpos antiRNA polimerasa III
– Tratamiento hormonal sustitutivo
– Uso de ciclosporina
– Raza negra
– Temperatura ambiental baja

*Tabla 2. Factores de riesgo para el desarrollo de crisis renal esclerodérmica
(Teixeira 2007, Steen 1984, Steen 2003, Rheum Dis Clin North Am).*

A nivel práctico, se recomienda el control estricto de las cifras tensionales en los pacientes con ES que estén en tratamiento glucocorticoideo.[23] Además, en aquéllos en que los glucocorticoides son necesarios, se recomienda su uso a las dosis más bajas posibles (inferiores a 10 mg/día de prednisolona o equivalente) o el uso de otros inmunodepresores.

## 2.6 Biopsia renal

La primera pregunta que se plantea el clínico es sobre la conveniencia o no de realizar una biopsia renal a un paciente con ES. No existen estudios que hayan valorado su utilidad ni su influencia en la supervivencia de los pacientes. Sin embargo, parece razonable su planteamiento si existen dudas diagnósticas como puede ser el caso de una CRE normotensiva o bien de pacientes con cuadros sugestivos de solapamiento con otras enfermedades autoinmunes como el lupus eritematoso sistémico. Además, recientemente, se han empezado a describir casos de pacientes con ES que presentan hallazgos compatibles en la biopsia renal con vasculitis asociadas a anticuerpos anticitoplasma de neutrófilo (ANCA)[4] (ver más adelante). En cualquier caso, ante la sospecha de una CRE, la realización de la biopsia renal no debe demorar nunca el inicio del tratamiento.

Por otra parte, los hallazgos anatomopatológicos tienen un valor diagnóstico y pronóstico. La lesión más característica es la proliferación de la íntima y la media que comporta una reducción de la luz vascular *(onion skin lesion)*, sobre todo en las arterias interlobulares y arqueadas. La íntima aumenta de grosor por el depósito de glicoproteínas y mucopolisacáridos. En ocasiones, son indistinguibles de las lesiones debidas a la hipertensión arterial acelerada o maligna. Puede encontrarse también necrosis fibrinoide y trombosis (véase la figura 1). Todas estas lesiones, consideradas agudas, se

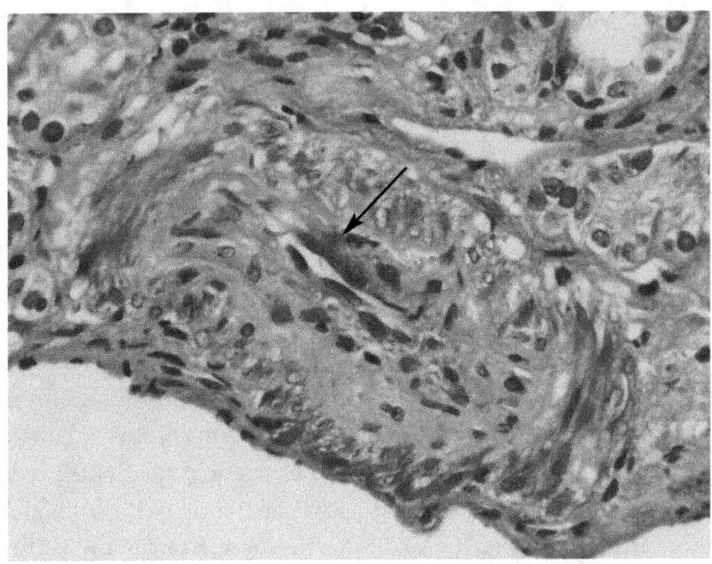

*Figura 1. (× 400, tricrómico de Masson.) Arteria de pequeño calibre en la que se observa un engrosamiento circunferencial de la íntima que provoca disminución de la luz, con depósitos fibrinoides (flecha).*

relacionan con un peor pronóstico funcional.[6,12] Con frecuencia, se objetivan colapso glomerular y cambios tubulares debidos a la isquemia crónica (véase la figura 2). La hiperplasia yuxtaglomerular, producto de la hipereninemia, también puede aparecer en las biopsias de pacientes con CRE.

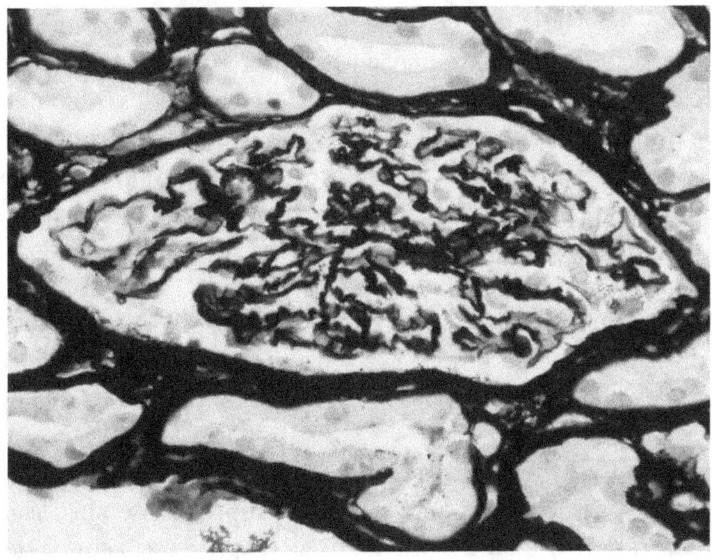

*Figura 2. (× 200, tinción de plata metenamina de Jones.) Colapso capilar glomerular.*

## 2.7   *Tratamiento y pronóstico*

A pesar de la ausencia de estudios aleatorios y controlados, en la actualidad se recomienda usar IECA en el tratamiento de la CRE (nivel de recomendación C).[23] El primer estudio prospectivo se publicó hace casi veinte años.[2] En él se analizaron 108 pacientes con ES que habían padecido una CRE. Se comprobó que los pacientes tratados con IECA (captopril en 47 y enalapril en 8) presentaban una mayor supervivencia que los que no habían seguido este tratamiento. En concreto, la supervivencia aumentó del 15 al 75 % al año, y del 10 al 66 % a los cinco años. Además, en el estudio multivariante, la edad avanzada y la insuficiencia cardíaca congestiva se mostraron como factores de mal pronóstico. El mismo grupo de autores publicó una década más tarde los resultados en otra cohorte de pacientes.[3] En este caso, se analizaron 145 enfermos que habían sufrido una CRE y que se habían tratado con IECA. La supervivencia fue del 90 y del 85 % a los cinco y ocho años, respectivamente, similar a la de pacientes con ES sin afectación renal. Además de mejorar la supervivencia, estos estudios demostraron que el uso de los IECA disminuye la necesidad de tratamiento sustitutivo renal.[2,3]

No existen unos objetivos terapéuticos preestablecidos. De forma general, es preciso controlar la presión arterial lo antes posible. Como pauta aconsejable, podría disminuirse diariamente 20 mmHg la presión arterial sistólica y 10 mmHg la diastólica.[1] Conviene realizar una ecografía con estudio doppler de las arterias renales antes de iniciar el tratamiento con los IECA para descartar una estenosis de arterias renales, pues desde el punto de vista clínico, ésta se puede manifestar con los mismos síntomas. En cuanto a los fármacos utilizados, hay que empezar con los IECA a dosis máximas y si éstos no son efectivos incorporar entonces otros hipotensores. Se pueden utilizar, por ejemplo, los antagonistas de los receptores de la angiotensina II (ARA II), aunque existen claras evidencias de que estos últimos fármacos no serían efectivos utilizados como primera línea.[24,25] Otros grupos farmacológicos que se pueden asociar a los IECA son los antagonistas de los canales de calcio, nitratos y los $\alpha$-bloqueantes. Respecto a los $\beta$-bloqueantes y diuréticos, dado que pueden causar hipovolemia, su uso no sería recomendable. Es importante monitorizar las cifras de presión arterial a fin de evitar posibles períodos de hipotensión que disminuirían la perfusión renal, de por si alterada en estos pacientes. Tampoco parece que el uso de glucocorticoides e inmunodepresores sea beneficioso y, por tanto, no se recomiendan en absoluto.[26]

Algunos autores han propuesto usar prostaglandinas por vía intravenosa. Así, la prostaciclina a dosis de 0,2 a 2 ng/kg/min) podría aumentar la perfusión renal y conseguir un mejor control de la presión arterial.[27,28] Sin embargo, ningún estudio ha demostrado hasta la fecha este supuesto beneficio.

En pacientes con CRE normotensiva, el pronóstico es, en general, peor, y, además, presentan una escasa respuesta a los IECA. En este grupo de enfermos, la ausencia de hipertensión arterial que actúe como elemento de alerta puede ser la causa del mal pronóstico. En algunos casos, y debido a la presencia de anemia hemolítica microangiopática, los pacientes se han tratado con recambio plasmático; el grado de éxito conseguido ha sido diferente en cada uno de ellos.[29]

Existe cierta controversia acerca del uso preventivo de los IECA o ARA II en pacientes con ES que no han manifestado afectación renal.[6,30] No hay ninguna evidencia al respecto, y por tanto, no se recomienda su uso en los pacientes sin datos de CRE. Es probable que en el futuro se diseñen estudios para valorar este efecto en pacientes que presentan un riesgo aumentado de contraer esta complicación (pacientes con ES y anticuerpos antiARNpolimerasa III). Lo importante es identificar a estos pacientes, educarlos en la toma periódica de sus cifras de presión arterial, y usar de un modo precoz y agresivo los IECA si se detecta hipertensión.

Aunque la mortalidad ha descendido de forma significativa con el uso de los IECA, el pronóstico funcional de la CRE continúa siendo desfavorable en una gran cantidad de pacientes. Así, hasta la mitad de los enfermos van a requerir tratamiento sustitutivo renal con diálisis[3,6,17] y hasta un tercio de los supervivientes se mantendrán con este tratamiento a los cinco años.[6] Sin embargo, un número importante de ellos, hasta el 25 %,[3,6,17] podrá suspender la diálisis en un tiempo variable, que puede llegar hasta los 34 meses,[6] aunque por encima de los 24 meses la recuperación funcional renal es infrecuente. Por otra parte, de los estudios de la evolución a largo plazo de los pacientes con CRE, se concluye que los que no requieren diálisis o la requieren de forma temporal presentan una supervivencia similar a la de los pacientes con ES sin afectación renal.[3,6] A partir de los datos de un estudio comentado con anterioridad,[3] se recomienda el uso continuado de los IECA durante el tiempo que el paciente se mantenga en diálisis. De hecho, los autores abogan por el tratamiento indefinido a dosis bajas en aquellos pacientes que tengan posibilidad de mejoría funcional renal.

Como hemos comentado, la recuperación funcional renal puede demorarse en el tiempo. Por ello, la decisión de someter a estos enfermos a un trasplante renal debe retrasarse hasta por lo menos dos años después del inicio de la CRE. Además, la selección de los pacientes es muy importante y tiene que realizarse considerando las comorbilidades que pueden presentar estos enfermos. Existen datos inequívocos de que el trasplante renal mejora la supervivencia respecto a los pacientes que permanecen en diálisis.[31] Por otra parte, se ha descrito la recurrencia de la CRE en el riñón trasplantado, la mayoría en los dos primeros años del trasplante, con una prevalencia del 5 %.[32] El estudio que más enfermos ha incluido recogió una supervivencia a los cinco años del injerto del 57 % y del paciente, del 73 %.[32]

## 3   Otras alteraciones renales

Aparte de la CRE, en los pacientes que padecen ES se dan otras alteraciones renales.[7] Los enfermos con alteración de la función renal presentan diversos grados de insuficiencia renal, o HTA sin características clínicas de CRE, o alteraciones del sedimento en forma de proteinuria o hematuria.[33] Además y de forma reciente, se han descrito casos de glomerulonefritis asociadas a la presencia de ANCA.[4,34]

En uno de los trabajos que ha incluido un número más elevado de pacientes con ES difusa (675 pacientes), el 33 % presentó algún signo de afectación renal diferente de la CRE.[33] En concreto, el 12 % presentó HTA aislada sin CRE y el 26 % alteraciones funcionales renales en forma de elevación de la creatinina (16 %) o proteinuria sin CRE (13 %). De forma más concreta, en el 86 % de los que presentaron diversos grados de insuficiencia renal se pudo identificar alguna causa como la prerrenal por insuficiencia cardíaca secundaria a alteración directa cardíaca de la ES o a alteración digestiva con vómitos o malabsorción. En algunos pacientes se relacionó con el uso de algún fármaco, por ejemplo la D-penicilamina, los diuréticos o antiinflamatorios no esteroideos (AINE). El valor medio de la cifra de creatinina en este grupo fue de 1,8 mg/dL y ningún paciente evolucionó a insuficiencia renal crónica o progresiva. El 7 % de los pacientes presentó una elevación transitoria de la creatinina plasmática, con un valor máximo de 1,4 mg/dL. En este caso, se relacionó con la afectación digestiva, cardíaca o pulmonar (por fibrosis) de la propia enfermedad como causas más probables, y también con el uso de fármacos (ciclosporina, AINE, diuréticos) o con infecciones intercurrentes. La cifra de creatinina se normalizó en los 12 meses siguientes a la detección de su valor elevado. Por lo que respecta al aumento de la proteinuria, en la mayoría de los casos se relacionó con el uso de la D-penicilamina. El valor medio fue de 2,7 g/24 h (con un rango entre 0,5 y 13 g/24 h). En aquellos pacientes en que se realizó una biopsia renal se objetivó una nefropatía por cambios mínimos o una nefropatía membranosa, y algunos pacientes presentaron una proliferación de la íntima, pero sin características de CRE. En cuanto a la HTA, ésta se detectó como hemos comentado en el 12 % de los pacientes. En la mitad de los casos, la HTA fue previa al desarrollo de la ES. En el seguimiento, dos pacientes, uno con HTA previa y otro con HTA posterior al desarrollo de la enfermedad, sufrieron una CRE.

En el mismo estudio, los autores describen el análisis de 979 pacientes con ES limitada, de los que sólo el 8 % presentaron una elevación de la cifra de creatinina. En el 20 % de éstos se relacionó con una causa prerrenal por insuficiencia cardíaca derecha secundaria a hipertensión pulmonar.

Por tanto, ante una alteración renal sin las características típicas de CRE en un paciente con ES, hay que investigar otras causas como las cardíacas o el efecto de diferentes fármacos.

Finalmente, hay pacientes con ES que presentan una alteración renal de tipo inflamatorio. Algunos de ellos presentan, además, síndromes de solapamiento y características clínicas o serológicas de lupus eritematoso sistémico. En otros casos, se han relacionado los hallazgos de una glomerulonefritis o una vasculitis en la biopsia renal con la existencia de ANCA con especificidad mieloperoxidasa.[4,34-36] Algunos de estos pacientes presentan una ES limitada con cifras normales de presión arterial, proteinuria importante y una insuficiencia renal progresiva. Por ello, algunos autores recomiendan la determinación de los ANCA ante pacientes en los que se sospecha una CRE pero no muestran una presión arterial elevada.

## Bibliografía

1. Penn H, Denton C. Diagnosis, management and prevention of scleroderma renal crisis. Curr Op Rheumatol 2008; 20: 692-96.
2. Steen VD, Costantino JP, Shapiro AP *et al*. Outcome of renal crisis in systemic sclerosis: relation to availability of angiotensin-converting enzyme (ACE) inhibitors. Ann Intern Med 1990; 113: 352-57.
3. Steen VD, Medsger TA. Long-term outcomes of scleroderma renal crisis. Ann Intern Med 2000; 133: 600-03.
4. Arnaud L, Huart A, Plaisier E *et al*. ANCA-related crescentic glomerulonephritis in systemic sclerosis: revisiting the 'normotensive scleroderma renal crisis'. Clin Nephrol 2007; 68: 165-70.
5. Walker UA, Tyndall A, Czirják L *et al*. and EUSTAR co-authors. Clinical risk assessment of organ manifestations in Scleroderma Trials and Research group database systemic sclerosis: a report from the EULAR. Ann Rheum Dis 2007; 66: 754-63.
6. Penn H, Howie AJ, Kingdon EJ *et al*. Scleroderma renal crisis: patient characteristics and long-term outcomes. QJMed 2007; 100: 485-94.
7. Cannon PJ, Hassar M, Case DB *et al*. The relationship of hypertension and renal failure in scleroderma (progressive systemic sclerosis) to structural and functional abnormalities of the renal cortical circulation. Medicine (Baltimore) 1974; 53: 1-46.
8. Steen VD. Scleroderma renal crisis. Rheum Dis Clin North Am 2003; 29: 315-33.
9. Stone RA, Tisher CC, Hawkins HK *et al*. Juxtaglomerular hyperplasia and hyperreninemia in progressive systemic sclerosis complicated acute renal failure. Am J Med 1974; 56: 119-23.
10. Steen VD. Autoantibodies in systemic sclerosis. Semin Arthritis Rheum 2005; 35: 35-42.
11. Santiago M, Baron M, Hudson M *et al*. Antibodies to RNA polymerase III in systemic sclerosis detected by ELISA. J Rheumatol 2007; 34: 1528-534.
12. Batal I, Domsic RT, Shafer A *et al*. Renal biopsy findings predicting outcome in scleroderma renal crisis. Hum Pathol 2009; 40: 332-40.
13. Abraham D, Distler O. How does endothelial cell injury start? The role of endothelin in systemic sclerosis. Arthritis Res Ther 2007; 9(S2): (doi:10.1186/ar2186).
14. Vancheeswaran R, Magoulas T, Efrat G *et al*. Circulating endothelin-1 levels in systemic sclerosis subsets: a marker of fibrosis or vascular dysfunction? J Rheumatol 1994; 21: 1838-844.
15. Kobayashi H, Nishimaki T, Kaise S *et al*. Immunohistological study of endothelin-1 and endothelin-A and B receptors in two patients with scleroderma renal crisis. Clin Rheumatol 1999; 18: 425-27.
16. Fonseca C, Renzoni E, Sestini P *et al*. Endothelin axis polymorphisms in patients with scleroderma. Arthritis Rheum 2006; 54: 3034-042.
17. Teixeira L, Mouthon L, Mahr A *et al*. for the Group Français de Recherche sur le Sclérodermie (GFRS). Mortality and risk factors of scleroderma renal crisis: a French retrospective study of 50 patients. Ann Rheum Dis 2008; 67: 110-16.
18. Helfrich DJ, Banner B, Steen VD *et al*. Normotensive renal failure in systemic sclerosis. Arthritis Rheum 1989; 32: 1128-134.
19. Parker JC, Burlingame RW, Webb TT *et al*. AntiRNA polymerase III antibodies in patients with systemic sclerosis detected by indirect immunofluorescence and ELISA. Rheumatology 2008; 47: 976-79.
20. Steen VD. The many faces of scleroderma. Rheum Dis Clin N Am 2008; 34: 1-15.
21. Steen VD, Medsger TA Jr. Case-control study of corticosteroids and other drugs that either precipitate or protect from the development of scleroderma renal crisis. Arthritis Rheum 1998; 41: 1613-619.
22. DeMarco PJ, Weisman MH, Seibold JR *et al*. Predictors and outcomes of scleroderma renal crisis: the high-dose versus low-dose D-penicillamine in early diffuse systemic sclerosis trial. Arthritis Rheum 2002; 46: 2983-989.
23. Kowal-Bielecka O, Landewé R, Avouac J *et al*. EULAR recommendations for the treatment of systemic sclerosis: a report from the EULAR Scleroderma Trials and Research group (EUSTAR). Ann Rheum Dis published online 19 Jan 2009; doi:10.1136/ard.2008.096677.
24. Cheung WY, Gibson IW, Rush D *et al*. Late recurrence of scleroderma renal crisis in a renal transplant recipient despite angiotensin II blockade. Am J Kidney Dis 2005; 45: 930-34.
25. Caskey FJ, Thacker EJ, Johnston PA *et al*. Failure of losartan to control blood pressure in scleroderma renal crisis. Lancet 1997; 349: 620.
26. Teixeira L, Mahr A, Berenice A *et al*. Scleroderma renal crisis, still a life-threatening complication. Ann NY Acad Sci 2007; 1108: 249-58.

27. Denton CP, Black CM. Scleroderma and related disorders: therapeutic aspects. Baillieres Best Pract Res Clin Rheumatol 2000; 14: 17-35.

28. Scorza R, Rivolta R, Mascagni B *et al.* Effect of iloprost infusion on the resistance index of renal vessels of patients with systemic sclerosis. J Rheumatol 1997; 24: 1944-948.

29. Akoglu H, Atalgan GK, Ozturk R *et al.* A «silent» course of normotensive scleroderma renal crisis: case report and review of the literature Rheumatol Int 2008; DOI 10.1007/s00296-008-0807-1123.

30. Denton CP. Renal manifestations of systemic sclerosis-clinical features and outcome assessment. Rheumatology 2008; 47: v54-6.

31. Gibney EM, Parikh CR, Jani A *et al.* Kidney transplantation for systemic sclerosis improves survival and may modulate disease activity. Am J Transplant 2004; 4: 2027-031.

32. Pham PT, Pham PC, Danovitch GM *et al.* Predictors and risk factors for recurrent scleroderma renal crisis in the kidney allograft: case report and review of the literature. Am J Transplant 2005; 5: 2565-569.

33. Steen VD, Syzd A, Johnson JP *et al.* Kidney disease other than renal crisis in patients with diffuse scleroderma. J Rheumatol 2005; 32: 649-55.

34. Kamen DL, Wigley FM, Brown AN. Antineutrophil cytoplasmic antibodypositive crescentic glomerulonephritis in scleroderma: a different kind of renal crisis. J Rheumatol 2006; 33: 1886-888.

35. Maes B, van Mieghem A, Messiaen T *et al.* Limited cutaneous systemic sclerosis associated with MPO-ANCA positive renal small vessel vasculitis of the microscopio polyangiitis type. Am J Kidney Dis 2000; 36: E16.

36. Yamashita K, Yorioka N, Kyuden Y *et al.* A case of CREST syndrome and myeloperoxidase-specific antineutrophil cytoplasmic autoantibody-associated glomerulonephritis. Clin Nephrol 2000; 53: 296-300.

# Capítulo 7

# Hipertensión arterial pulmonar en la esclerosis sistémica (esclerodermia)

J. L. Callejas Rubio,[1] E. Moreno Escobar,[2] P. Martín de la Fuente,[2] N. Ortego Centeno[1]

[1] Unidad de Enfermedades Autoinmunes Sistémicas
Hospital San Cecilio
Granada

[2] Servicio de Cardiología
Hospital San Cecilio
Granada

*Dirección para correspondencia*
Hospital San Cecilio
Dr. N. Ortego Centeno, Dr. J. L. Callejas Rubio
nortego@gmail.com
jlcalleja@telefonica.net

# 1 Introducción

La esclerosis sistémica (ES) es una enfermedad autoinmune caracterizada por una afectación multiorgánica. En los últimos años, se ha producido un avance muy importante en el conocimiento de sus complicaciones cardiopulmonares, especialmente en la hipertensión pulmonar (HP). La HP en la ES puede ser una hipertensión arterial pulmonar (HAP), con un sustrato histológico similar a la hipertensión pulmonar idiopática, o puede estar asociada a otras patologías como la afectación miocárdica, la afectación pulmonar intersticial o una enfermedad tromboembólica crónica. En la HAP se produce una progresiva obliteración vascular pulmonar que provoca una elevación, y posteriormente de la presión arterial pulmonar (PAP), y de las resistencias vasculares pulmonares (RVP) que termina provocando un fracaso del ventrículo derecho. El ecocardiograma-Doppler es la prueba fundamental en su cribado, debiendo confirmarse el diagnóstico siempre mediante cateterismo cardíaco derecho (CCD). Los resultados de estudios de supervivencia en este grupo de pacientes han demostrado que la HAP en la ES es la causa fundamental de mortalidad, y su pronóstico es incluso peor que el de la HAP idiopática. El retraso en el diagnóstico tiene efectos negativos en el pronóstico. La supervivencia de los pacientes con HAP asociada a ES que no reciben tratamiento es del 50 % al año. Dada esta particular naturaleza agresiva de la enfermedad y la aparición de nuevos tratamientos que han demostrado mejorar el pronóstico, la detección y el tratamiento precoz son fundamentales. En este capítulo vamos a revisar la prevalencia de HAP asociada a ES y su influencia en la supervivencia de los pacientes con ES, los factores pronósticos de su desarrollo y los medios disponibles para hacer un diagnóstico precoz.

# 2 Prevalencia

La prevalencia de HAP en la ES varía entre el 4,9 y el 26,7 %, dependiendo del grupo de pacientes estudiado y de las pruebas y los criterios diagnósticos utilizados. En el estudio de Wigley *et al.* la prevalencia fue del 26,7 %; se observó mediante ecocardiograma-Doppler, utilizando como punto de corte una presión sistólica del ventrículo derecho (PSVD) > 40 mmHg.[1] Por otro lado, Mukerjee *et al.,* partiendo de una cohorte de 722 pacientes con ES a los que realizaron CCD si presentaban una presión sistólica en la arteria pulmonar (PSAP), por ecocardiograma-Doppler, superior a 35 mmHg, una difusión de monóxido de carbono (DLCO) < 50 % del predicho, o una caída de la DLCO de más de un 20 % en un año, observaron una prevalencia del 12 %.[2] En el registro nacional francés de HP, las enfermedades del tejido conectivo representaron la segunda causa más frecuente, con una prevalencia del 15,3 %; de este grupo, la etiología más prevalente fue la ES, que supuso el 76 % de todos los casos.[3]

## 3    Influencia en la supervivencia

Steen V y Medsger TA, publicaron recientemente una revisión de las causas de mortalidad en los últimos 30 años de los pacientes con ES. De forma global, observaron un aumento significativo en la supervivencia a los 10 años, que habría pasado del 54 al 66 %, con un descenso drástico en la muerte atribuible a la crisis renal como consecuencia del uso de IECAS, emergiendo la HAP como la causa principal de muerte.[4] En otro estudio longitudinal a tres años de una cohorte francesa, se observó una mortalidad acumulada de 3,04 por 100 pacientes y año; del total de muertes, el 32,2 % se atribuyeron a HAP, siendo en el análisis multivariante el principal factor pronóstico, con una *hazard ratio* de 7,2.[5] El tiempo de supervivencia parece reducirse aún más en los pacientes que presentan HP asociada a neumopatía intersticial.[6] La presencia de HLA-DRw52, DRw6, una PSAP elevada, mayor de 60 mmHg en el momento del diagnóstico y un período corto de tiempo entre el inicio de la ES y el desarrollo de la HAP, se han asociado con un acortamiento del tiempo de supervivencia.[7] En estudios de seguimiento, se ha observado que la clase funcional al diagnóstico es también un predictor independiente de mortalidad; otro dato procedente de este estudio, muy importante al tomar decisiones terapéuticas, fue que casi la mitad de los pacientes que estaban en clases funcionales I y II progresaron a clases funcionales más avanzadas en el plazo de tres años,[8] lo que nos da una idea del carácter agresivo de esta enfermedad.

## 4    Patogenia

La patogenia y la fisiopatología de la HAP en los pacientes con ES son muy similares a las de los pacientes con HAP idiopática. La base es multifactorial, pues se hallan implicadas múltiples vías bioquímicas y celulares. Destacan cuatro mecanismos principales:

- – Vasoconstricción pulmonar.
- – Remodelado vascular proliferativo.
- – Trombosis.
- – Inflamación.

La **vasoconstricción** es uno de los fenómenos más precoces involucrados en la patogenia de la HAP y parece estar relacionada con una disfunción del endotelio vascular y una expresión anormal de los canales de potasio en las células del músculo liso. La disminución de sustancias vasodilatadoras dependientes del endotelio como el óxido nítrico (NO), la prostaciclina (PGI2) o el péptido intestinal vasoactivo (VIP), y el aumento de sustancias vasoconstrictoras como la endotelina-1 (ET-1), el tromboxano A2 y la serotonina, son algunos de los responsables de esta vasoconstricción.

En el **remodelado vascular proliferativo** intervienen todas las capas vasculares, es decir, íntima, media, adventicia y la matriz extracelular. El daño endotelial y la activación de la migración de células musculares lisas y de la matriz extracelular determinan la patogenia de las lesiones en la íntima, y la proliferación de las células endoteliales es la base del desarrollo de las lesiones plexiformes. La acción de efectores mitogénicos y angiogénicos como el factor de crecimiento del endotelio vascular (VEGF) con sobreexpresión de sus receptores VEGF-R1 y R2, y el descenso de factores antirremodelado como la isoforma endotelial del NO (NOS), la PGI2-sintasa, la caveolina, los análogos de las resistinas[9] y las Rho-quinasas, intervienen en este remodelado. Se ha descrito también un descenso en los niveles de metaloproteinasas de la matriz o un exceso de sus inhibidores tisulares, fundamentalmente el inhibidor tisular 4.[10]

El remodelado arterial ralentiza el flujo vascular pulmonar y favorece la formación de **trombos** *in situ*. A esta situación protrombótica contribuyen, igualmente, alteraciones en la cascada de la coagulación, con activación de factores procoagulantes. En los pacientes con HAP se ha descrito un prevalencia elevada de anticuerpos antifosfolipídicos que parece pueden estar relacionados con un mayor riesgo de HAP.[11] En las etapas finales de la HAP, se ha descrito la presencia de diversas **sustancias proinflamatorias** como la interleucina-1β, el TGF-β, la fractalcina o la lipooxigenasa-5.

Aunque el papel de los genes en la HAP familiar es conocido, en la asociada a ES constituye un campo novedoso y muy interesante de estudio, ya que podría ayudar a identificar a los pacientes con ES con mayor riesgo de desarrollarla. Se han identificado diversos genes, como los reguladores de la vía del TGF-β, el gen de la fibrilina-1 y de la endoglina, el IRF-5 o el polimorfismo genético del factor 1 derivado de células estromales, que parecen estar asociados con la afectación vascular.[12]

## 5 Factores de riesgo de la hipertensión arterial pulmonar

En la tabla 1 se recogen los principales factores de riesgo: clínicos, analíticos y de función respiratoria, asociados con el desarrollo de HAP.

> – Edad mayor de 50 años
> – Forma limitada de la enfermedad
> – Fenómeno de Raynaud grave con úlceras digitales
> – Reducción del número de capilares en la capilarosocopia
> – Anticuerpos anticentrómero
> – Anticuerpos anti-U1 y U3-RNP
> – Descenso progresivo de la DLCO
> – Aumento de BNP o NT-proBNP

*Tabla 1. Factores de riesgo de desarrollo de HAP.*
*DLCO: difusión de monóxido de carbono; BNP: péptido natriurético tipo b* (brain natriuretic peptide)*;*
*NT-proBNP: fracción N- terminal el péptido natriurético tipo b.*

## 5.1  *Forma limitada versus difusa de la esclerosis sistémica*

Aunque clásicamente se ha considerado que la HAP era más frecuente en los pacientes con formas limitadas de ES y que la alveolitis fibrosante lo era en las formas difusas, siendo la HP secundaria a la misma, en el momento actual se considera que cualquiera de las dos formas puede complicarse con la aparición de una HAP.

## 5.2  *Raynaud*

Steen V y Medgser TA observaron que la prevalencia de fenómeno de Raynaud grave y de úlceras digitales era significativamente mayor en los pacientes con HAP y ES.[13] En otras enfermedades autoinmunes, como el lupus eritematoso sistémico (LES), también se ha observado una mayor prevalencia de Raynaud grave en pacientes con HAP asociada. En un estudio realizado en nuestra Unidad, en pacientes con ES, la prevalencia de Raynaud grave fue mayor en el grupo de pacientes que presentaron PSAP más elevadas con el esfuerzo.[14] El mecanismo etiopatogénico final de dicha asociación no está bien establecido, y se ha propuesto una posible implicación del endotelio vascular en ambas entidades.

## 5.3  *Capilaroscopia*

En algunos estudios se ha observado una correlación entre los hallazgos de la capilaroscopia con la presencia y gravedad de la HAP en los pacientes con ES, siendo la reducción del número de capilares, más que las dimensiones de las asas, el principal factor relacionado;[15] se desconoce si son los cambios microvasculares los que desempeñan un papel en el desarrollo de HAP o es la HAP por sí misma la que contribuye a estos cambios.

### 5.4  Patrón de autoanticuerpos

#### 5.4.1  Anticuerpos anticentrómero (ACA)

En el estudio de Kampolis *et al.,* la presencia de ACA se asoció no sólo con la presencia de HAP, sino también con el aumento significativo en la PSAP en el seguimiento ecocardiográfico.[16]

#### 5.4.2  Anticuerpos antiPM/Scl

Se trata de un grupo heterogéneo de autoanticuerpos dirigidos frente a varias proteínas del complejo nucleolar; se distinguen dos subtipos, en función del peso molecular: PM/Scl-75 y PM/Scl-100. En un estudio reciente se observó que la presencia de PM/Scl-75 se asoció de forma significativa con afectación muscular, úlceras digitales y afectación pulmonar, siendo, por el contrario, menos frecuente la presencia de HAP.[17]

#### 5.4.3  Otros autoanticuerpos

En diversos estudios se ha observado que otros anticuerpos antinucleolares como el U3-RNP, el B23 o el U1-RNP pueden estar relacionados con el desarrollo de HAP en pacientes con ES.

### 5.5  Péptido natriurético tipo B (BNP) y propéptido N-terminal del péptido natriurético tipo B (NT-ProBNP)

BNP y NT-ProBNP han aparecido en los últimos años como marcadores diagnósticos y pronósticos de insuficiencia cardíaca. En pacientes con HAP su aumento se correlaciona con el grado de disfunción ventricular derecha. Hay evidencia de que pueden ser un biomarcador para el cribado, diagnóstico, pronóstico y evaluación de respuesta al tratamiento en pacientes con HAP. Es también conocida la correlación de los niveles de NT-ProBNP con parámetros hemodinámicos obtenidos por CCD y con el pronóstico de la HAP en pacientes con ES.[18] Su papel como marcador predictor del desarrollo de

HAP ha sido publicado recientemente, aumentando mucho su valor cuando se asocia con otros marcadores de riesgo como el descenso de la DLCO/VA < 70 %, lo que le confiere una *hazard ratio* de 47,2 para el desarrollo de HAP.[19]

## 5.6  Pruebas funcionales respiratorias

Las pruebas de función respiratoria permiten detectar, de forma no invasiva, cambios precoces en los vasos pulmonares y en el intersticio. Los principales parámetros funcionales que hay que valorar en los pacientes con ES son la DLCO, la CVF y el cociente CVF/DLCO. En un estudio retrospectivo se observó que el desarrollo de HAP se vio precedido de un descenso progresivo de la DLCO. En otro estudio, éste de carácter prospectivo, Allanore Y *et al.* encontraron, en el análisis multivariante, que una DLCO/VA < 60 % fue el principal factor de riesgo para desarrollar HAP con una *hazard ratio* de 36,66.[19] Por otro lado, el cociente CVF/DLCO nos puede ayudar a clarificar la localización del daño en la membrana alveolo-capilar, permitiendo aproximarse al diagnóstico entre los pacientes con HAP y los pacientes con neumopatía intersticial. En los pacientes con fibrosis pulmonar se producirá un descenso proporcional de ambos parámetros, con lo que el cociente será < 1,6-1,8; por el contrario, en los pacientes con HAP la CVF no se modifica, o lo hace en menor medida, y la DLCO disminuye, por lo que el cociente CVF/DLCO estará elevado, con un valor > 1,6-1,8.

## 6  Diagnóstico

El diagnóstico definitivo de la HAP es por CCD, y se define con una PAPm (presión arterial pulmonar media) mayor de 25 mmHg en reposo o mayor de 30 mmHg con el esfuerzo físico, con una PCP (presión capilar pulmonar) < 15 mmHg. No obstante, estos criterios definitorios han sido recientemente modificados tras la reunión de expertos en Dana Point (2008), que está pendiente de ser publicada; en esta nueva definición se hace referencia a un nuevo concepto, el de HAP limítrofe, cuando la PAPm está entre 20 y 25 mmHg y desaparece el criterio de HAP con el esfuerzo.

Al ser el CCD una prueba cruenta, y no exenta de riesgos, es necesario disponer de una aproximación diagnóstica no invasiva. En este sentido, el ecocardiograma-Doppler es una excelente herramienta, ya que proporciona información rápida, accesible y fiable acerca de la hemodinámica y de la función del ventrículo derecho, permitiendo un análisis detallado de las posibles alteraciones del corazón izquierdo; además, se han descrito varios parámetros ecocardiográficos relacionados con un mal pronóstico.[20] En la tabla 2 se resumen las principales mediciones ecográficas de interés en el diagnóstico y pronóstico de la HAP.

| Estimación hemodinámica | – Presión sistólica en la arteria pulmonar<br>– Presión diastólica en la arteria pulmonar<br>– Presión pulmonar media<br>– Presión en la aurícula derecha<br>– Volumen minuto<br>– Resistencia |
|---|---|
| Función ventricular derecha e interdependencia ventricular | – Acortamiento porcentual del área del ventrículo derecho<br>– Área de la aurícula derecha<br>– Índice de Tei del ventrículo derecho<br>– Desplazamiento del anillo tricúspide lateral<br>– Derrame pericárdico<br>– Tiempo de relajación isovolumétrica del ventrículo derecho<br>– Relación de áreas diastólicas de ambos ventrículos<br>– Índices de excentricidad sistólico y diastólico |
| Regurgitaciones valvulares | – Insuficiencia tricúspide<br>– Insuficiencia pulmonar |
| Vasos pulmonares | – Tiempo de aceleración del flujo pulmonar y colapso mesosistólico<br>– Capacitancia vascular pulmonar |

*Tabla 2. Mediciones ecocardiográficas útiles en el estudio de la HAP.*

Entre los parámetros ecocardiográficos disponibles, destaca la medición de la presión sistólica en la arteria pulmonar (PSAP). Ésta se mide a partir de la velocidad máxima del flujo de regurgitación tricuspídea (VRT), que presentan la mayoría de los pacientes con HP, y es equivalente a la presión que existe en el ventrículo derecho, en ausencia de obstrucción del tracto de salida del mismo. Para su determinación es necesario, a veces, usar suero salino agitado como contraste. Para su cálculo se aplica la fórmula de Bernouilli:

$$PSAP: 4(VRT)^2 + \text{presión en la aurícula derecha (PAD)}$$

En general, la PAD se estima como una constante de 10 mmHg, aunque siempre es aconsejable valorar el diámetro de la vena cava inferior y su variación con la respiración, y en función de las mismas, estimar la PAD con un rango de 5-20 mmHg.

A partir de los resultados obtenidos mediante ecocardiografía-Doppler, se han elaborado varios algoritmos diagnósticos, entre ellos el del grupo francés de Hachulla *et al.* (véase la figura 1)[21] o el de Proudman *et al.* (véase la figura 2).[22]

La práctica de CCD es fundamental en los pacientes con ES en los que se sospecha HAP; tiene tres objetivos: confirmar el diagnóstico, valorar una posible disfunción ventricular izquierda que haya podido pasar desapercibida en la ecocardiografía, y preparar para la realización del test vasodilatador agudo. Al igual que en otros tipos de HAP, este

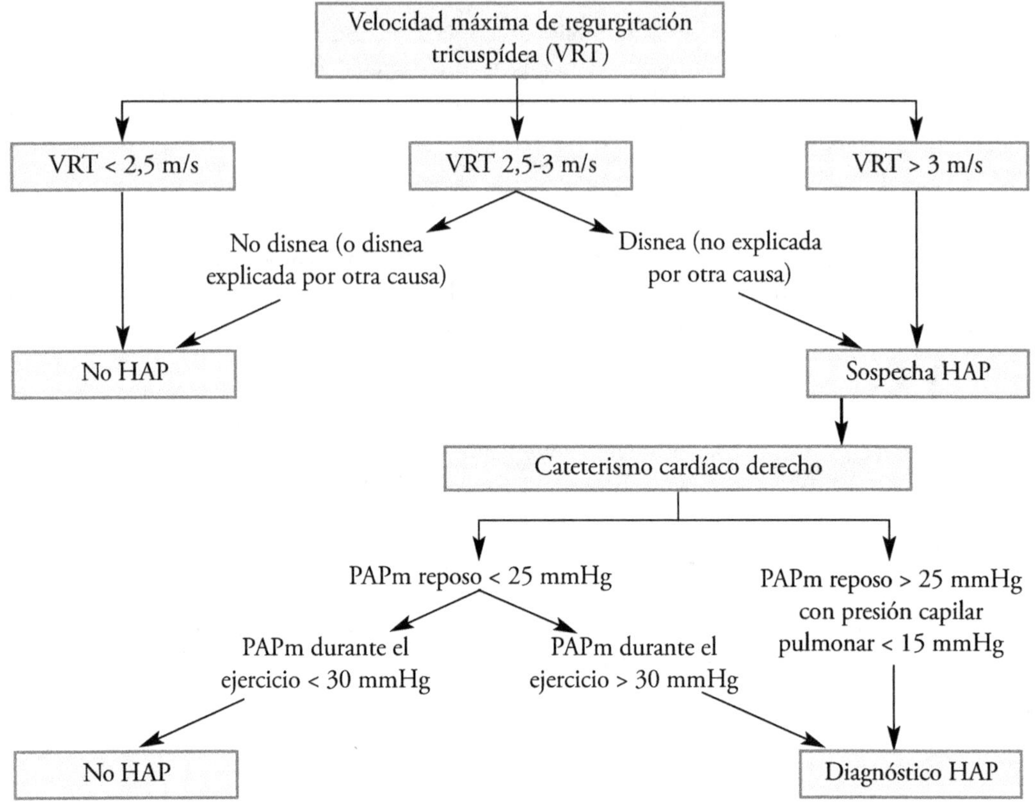



*Figura 1. Aproximación diagnóstica a la HAP a partir de la VRT obtenida por ecocardiografía.*

test puede realizarse con epoprostenol o adenosina intravenosos, u óxido nítrico inhalado, siendo los criterios de respuesta idénticos a los descritos en otras formas de HAP. Se considera que el test de vasorreactividad es positivo cuando se cumplen los siguientes criterios:

– La PAPm se reduce > 10 mmHg respecto a la basal.
– La PAPm alcanza un valor absoluto < 40 mmHg.
– El gasto cardíaco se mantiene o aumenta.

La presencia de un test positivo identifica a los pacientes que se beneficiarán de un tratamiento a largo plazo con antagonistas del calcio.

Las determinaciones que deben realizarse durante el CCD incluyen la presión arterial pulmonar media, la presión en aurícula derecha, la presión de enclavamiento, que debe ser < 15 mmHg para descartar enfermedad cardíaca izquierda o enfermedad pulmonar veno-oclusiva, el gasto cardíaco, las resistencias vasculares pulmonares y la saturación de oxígeno en la arteria pulmonar.

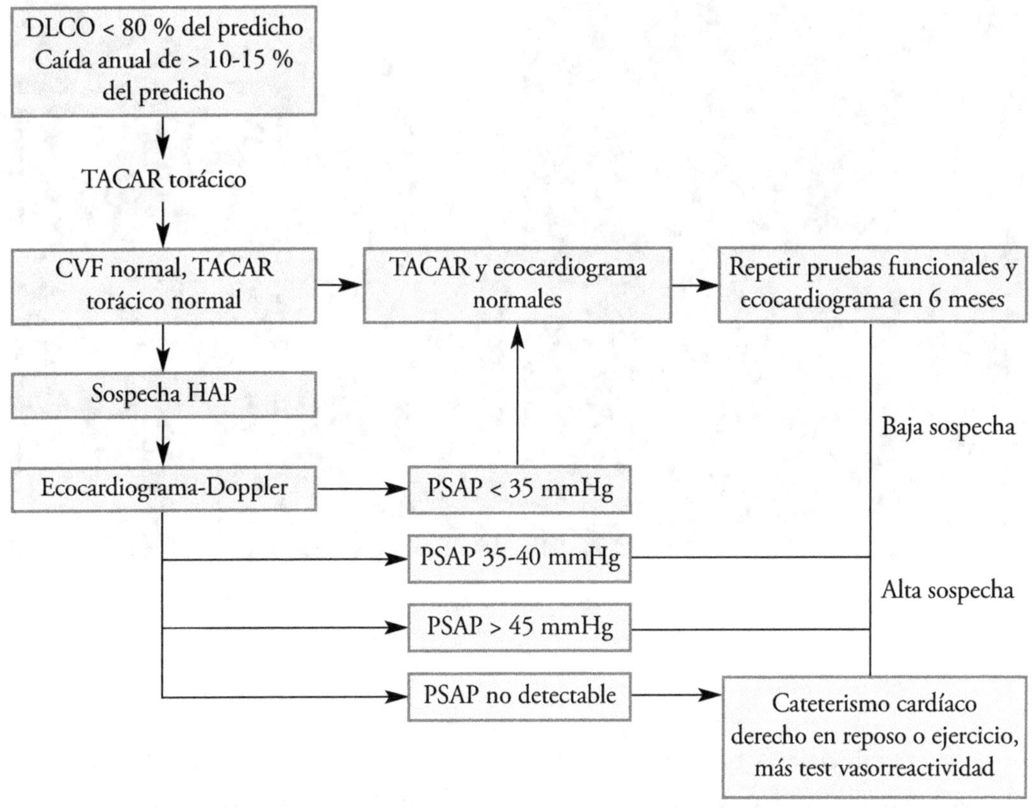


*Figura 2. Cribado de HAP a partir de DLCO, TACAR y ecocardiograma-Doppler.*

La buena correlación entre PSAP, medida por ecocardiografía-Doppler, y la presión PAPm, medida por cateterismo cardíaco, es conocida. En pacientes con ES esta correlación ha sido estudiada y comparada con otros métodos, como las pruebas de función pulmonar o la resonancia magnética cardíaca; sin embargo, el ecocardiograma es la prueba no invasiva más útil por su buena sensibilidad y especificidad, así como por su alto valor predictivo positivo.[23]

## 6.1 *Ecocardiograma de esfuerzo en el diagnóstico precoz de hipertensión arterial pulmonar*

En la historia natural de la HAP, los pacientes desarrollan de forma progresiva una intolerancia al esfuerzo antes de hacer disnea de reposo. Es conocido, además, que la supervivencia de la enfermedad, cuando se diagnostica en las clases funcionales III/IV, es significativamente menor que cuando el diagnóstico se hace en clase funcional II. Por otro lado, los resultados del estudio EARLY muestran que el tratamiento con bosentán en clase funcional II, no sólo se asocia con una mejoría hemodinámica, sino que consigue que el porcentaje de pacientes que sufren deterioro clínico y pasan a las clases funciona-

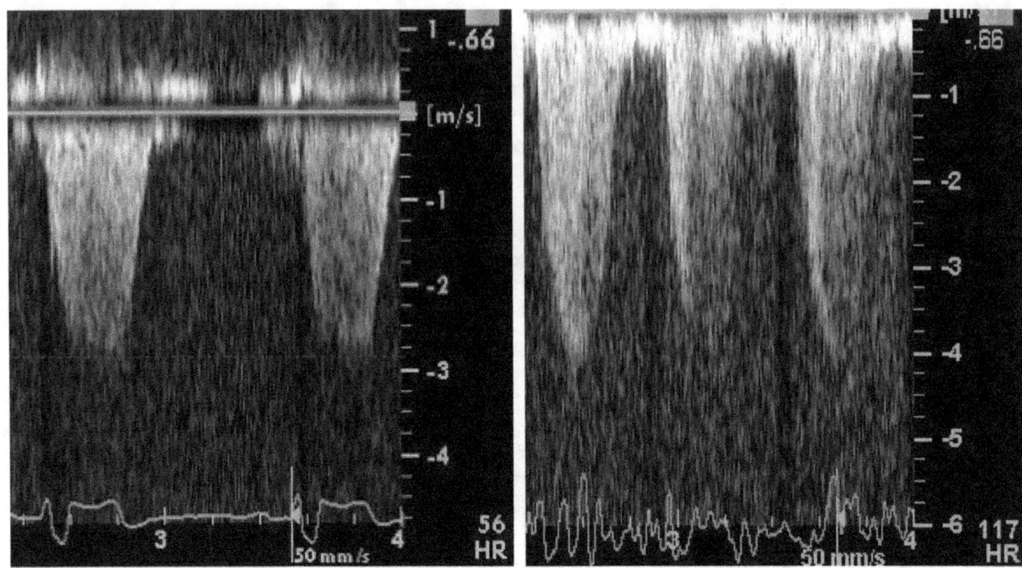

*Figuras 3 y 4. Ecocardiograma-Doppler de reposo y esfuerzo en un paciente con esclerosis sistémica. En reposo, la PSAP fue de 25 mmHg y en esfuerzo, superior a 65 mmHg.*

les III o IV sea menor.[24] Por todo ello, nuestros esfuerzos deben dirigirse al diagnóstico en estas fases iniciales, y es aquí cuando las pruebas de esfuerzo, sobre todo el ecocardiograma-Doppler, pueden ser de gran interés, especialmente en aquellos pacientes que sabemos que tienen un alto riesgo de desarrollar HAP.

Desde un punto de vista teórico, la hipótesis es que en la HAP, cuando las alteraciones vasculares comienzan a instaurarse, se produce una respuesta vasodilatadora pulmonar insuficiente, incapaz de evitar el aumento significativo de presión ante incrementos del gasto cardíaco (véanse las figuras 3 y 4). La disnea que aparece en el esfuerzo podría deberse, al menos en parte, a una prolongación en el tiempo de adaptación y de recuperación al esfuerzo, que provocaría una reducción en la captación de oxígeno. En sujetos sanos sometidos a un esfuerzo, la PSAP no se eleva, o lo hace de forma no significativa salvo en atletas, ancianos y obesos.

Los primeros estudios para valorar la utilidad del ecocardiograma-Doppler de esfuerzo se realizaron en grupos de riesgo, como familiares de pacientes con HAP, pacientes con síndrome del aceite tóxico y portadores asintomáticos del gen de la HAP, en los que, en un subgrupo, se observó un incremento desproporcionado de la PSAP en el pico máximo del ejercicio. En pacientes con enfermedades autoinmunes, Collins *et al.* estudiaron a 70 pacientes afectos de LES o ES, tanto limitada como difusa; el 9 % estaban en clase funcional I y el 66,6 % en clase II. Como prueba de esfuerzo se aplicó ergometría, usando el protocolo de Bruce o de Naughton modificado. La PSAP basal fue normal en todos los pacientes (24,3 ± 8,3 mmHg), y tras el ejercicio ascendió a 38,3 ± 11,7 mmHg.[25] De forma global, el 48 % de los pacientes presentaron una PSAP superior a 35 mmHg, punto de corte excesivamente bajo para considerarlos pacientes de riesgo para desarrollar HAP.[26] En este estudio no se observó correlación entre la PSAP con el esfuerzo y otras variables pronósticas de HAP, como la DLCO. Posteriormente, Alkotob *et al.* estudiaron a 65 pacientes con ES mediante ecocardiograma-Doppler de esfuerzo, usando como prueba el protocolo de Bruce; la PSAP fue normal en reposo en todos los pacientes.[27] Con el esfuerzo el 46 % de ellos alcanzaron una PSAP mayor de 35 mmHg, observándose una correlación significativa con la DLCO y la tolerancia al esfuerzo.

Nuestro grupo ha realizado un estudio en 49 pacientes con ES mediante ecografía-Doppler de esfuerzo, usando el protocolo de la OMS. En todos los pacientes la PSAP en reposo fue normal. Determinamos, además, los niveles de BNP y realizamos pruebas funcionales respiratorias. Con el esfuerzo, el 42 % de los pacientes presentaron una PSAP mayor de 40 mmHg, y el 31 %, mayor de 50 mmHg. Observamos una correlación positiva con los niveles de BNP y una negativa con la DLCO.[28] Los pacientes con fenómeno de Raynaud grave, definido por la aparición de úlceras o lesiones isquémicas o por la necesidad de utilizar tratamiento con bosentán, sildenafilo o prostaglandinas intravenosas, presentaron una PSAP en el pico de esfuerzo más elevada, lo que probablemente implicaría un mecanismo etiopatogénico similar.[14] Resultados análogos se han observado en otros estudios.

Recientemente, Steen V *et al.* estudiaron a 54 pacientes con ES que presentaban factores de riesgo para desarrollar HAP definida como: disnea de esfuerzo, DLCO < 60 %, capacidad vital forzada (CVF) < 70 %, cociente CVF/DLCO > 1,6 o PSAP en reposo > 35 mmHg.[29] A este grupo se le realizó un ecocardiograma-Doppler de esfuerzo utilizando el protocolo de Bruce; se definió una prueba positiva si se observaba un incremento > 20 mmHg de la PSAP. A los pacientes con una prueba de esfuerzo positiva se les practicó un CCD basal y de esfuerzo. Se confirmó HAP en el 81 % de estos pacientes, 19 % en el CCD de reposo y 62 % en el de esfuerzo.

A la luz de los resultados de los diferentes estudios, podemos concluir que la ecografía de esfuerzo: *a)* tiene una primera utilidad al identificar a pacientes con escasa tolerancia al ejercicio, lo que probablemente pueda tener implicaciones pronósticas; *b)* nos permite diagnosticar a pacientes con HAP establecida cuyo diagnóstico inicial pasa desapercibido con una ecocardiografía-Doppler convencional; y *c)* nos permite identificar a un grupo de pacientes con HAP mediante CCD de esfuerzo, si bien es cierto que, en el momento actual, no se puede saber si estos pacientes acabarán desarrollando HAP de reposo, por una parte, y si el tratamiento en fases precoces modificará la historia natural de la enfermedad, por otra, algo que nos aclararán los diferentes estudios que se han puesto en marcha en fecha reciente. Nuestra idea es que, seguramente, no todos los pacientes con HP ecográfica de esfuerzo desarrollen HAP con el reposo, pero sí es posible que todos los que desarrollen HAP con el reposo tengan, los meses/años previos, una HP ecográfica con el esfuerzo, y que la combinación de esta técnica con otros parámetros (DLCO, CVF/DLCO, pro-BNP) probablemente mejore su rendimiento y permita el objetivo deseado: obtener el diagnóstico precoz de la HAP asociada a la ES.

En la figura 5 exponemos nuestro protocolo actual de despistaje de HAP en los pacientes con ES.

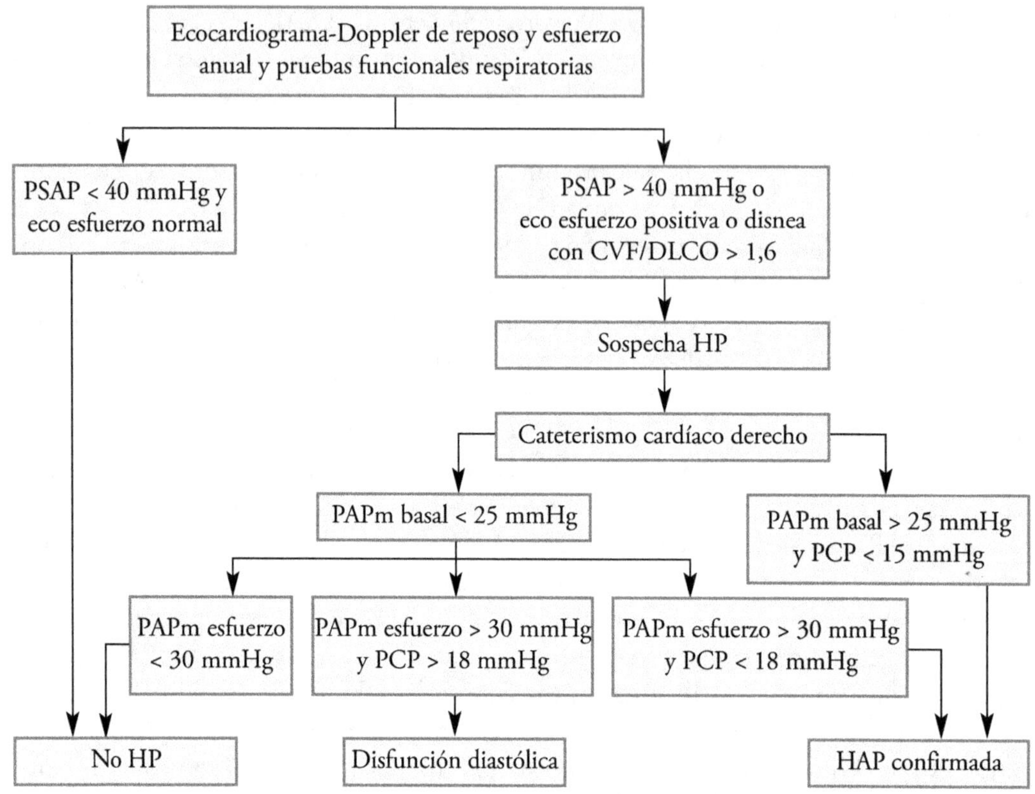


*Figura 5. Cribado de HP en pacientes con ES utilizando la ecocardiografía-Doppler de esfuerzo. Eco de esfuerzo positiva si: incremento de PAPS ≥ a 20 mmHg o PAPS > 55 mmHg.*

## 6.2 Otras pruebas diagnósticas: resonancia magnética (RM) cardíaca en la esclerosis sistémica

El valor de la RM cardíaca en el diagnóstico, pronóstico y respuesta al tratamiento de pacientes con HAP es un campo de gran actualidad; además, constituye la prueba no invasiva que mejor puede estudiar la función del ventrículo derecho. Las publicaciones en pacientes con ES son limitadas, pero de gran interés, ya que de los resultados parece deducirse que la RM probablemente tenga utilidad no sólo en el diagnóstico de la HAP sino también en la valoración de las otras causas de afectación cardíaca asociadas a la ES, fundamentalmente la fibrosis miocárdica.

## 6.3 Evaluación de la capacidad funcional

Una vez diagnosticada la HAP, es importante hacer una adecuada evaluación de la capacidad funcional con el objetivo de instaurar el tratamiento y valorar la respuesta al mismo.

Para ello, se utiliza sobre todo la clase funcional adaptada de la OMS (véase la tabla 3) y el test de seis minutos marcha (T6MM).

El T6MM consiste en medir la distancia recorrida en metros por el paciente durante seis minutos. Es una prueba sencilla, barata y reproducible, relacionada con el pronóstico de la enfermedad, y uno de los *end point* clásicos en los ensayos clínicos. Integra la respuesta de varios sistemas, incluyendo el musculoesquelético, y aunque su valor en pacientes con HAP es conocido, su utilidad en los pacientes con ES es motivo de controversia. Garin *et al.* estudiaron el T6MM en pacientes con fibrosis pulmonar idiopática y en pacientes con ES que presentaban afectación intersticial, HAP, o ambas y concluyeron que la afectación musculoesquelética y el dolor asociado que pueden presentar los pacientes con esta enfermedad pueden limitar la interpretación correcta de sus resultados.[30] Por lo tanto, en este grupo de pacientes, es importante valorar la posibilidad de que, durante el seguimiento, los cambios apreciados en la distancia caminada puedan ser atribuibles a problemas mecánicos, sobre todo al estimar modificaciones en el tratamiento.


## 6.4   Tratamiento de la HAP asociada a la esclerosis sistémica

El tratamiento de la HAP asociada a la ES no difiere del tratamiento de la HAP idiopática. Aunque no existe un tratamiento curativo, sí hay diversos tratamientos que mejoran los síntomas, la capacidad de ejercicio y los parámetros hemodinámicos. En un reciente metaanálisis de 23 ensayos clínicos realizados en pacientes con HAP de diferentes etiologías, incluida la asociada ES, Galie *et al.* demostraron una reducción en la mortalidad del 43 %.[31]

En una guía de práctica clínica recientemente publicada sobre el tratamiento de las distintas manifestaciones clínicas de la ES se recomienda tratar la HAP con los distintos fármacos empleados en la HAP.[32]

| Clase | Descripción |
|---|---|
| I | Sin limitación (disnea, fatiga, angina o presíncope durante la actividad física normal) |
| II | Limitación leve de la actividad física. Ausencia de síntomas en reposo. La actividad ordinaria provoca disnea, fatiga, angina o presíncope |
| III | Limitación marcada de la actividad física. Ausencia de síntomas en reposo. Mínimos esfuerzos provocan disnea, fatiga, angina o presíncope |
| IV | Síntomas en reposo que aumentan con la mínima actividad física. Presencia de signos de insuficiencia cardíaca derecha |

*Tabla 3. Clase funcional de la OMS.*

| Fármaco | Vía de administración | Dosis | Precauciones / efectos adversos |
|---|---|---|---|
| Bosentán | Oral | I: 62,5 mg/12 h, 4 sem<br>M: 125 mg/12 h | Elevación transaminasas<br>Edemas periféricos |
| Sitaxentan | Oral | 100 mg/24 h | Elevación transaminasas<br>Edemas periféricos |
| Ambrisentan | Oral | 5-10 mg | Edemas periféricos<br>Elevación transaminasas |
| Sildenafilo | Oral | I: 20 mg/8 h<br>M: 20-80 mg/8 h | Cefalea, dispepsia<br>No usar con nitratos |
| Tadalafilo | Oral | | Cefalea, dispepsia<br>No usar con nitratos |
| Epoprostenol | Intravenoso | I: 2 ng/kg/min<br>M: 20-40 ng/kg/min | Asepsia vía central<br>Rebote<br>Cefalea<br>Dolor mandibular |
| Iloprost | Inhalado<br>Intravenoso | 15-45 mg/24 h | Tos irritativa<br>Cefalea |
| Treprostinil | Subcutáneo<br>Intravenoso | I: 2 ng/kg/min<br>M: 20-80 ng/kg/min | Dolor e inflamación local<br>Cefalea, dolor mandibular |

I: inicio
M: mantenimiento

*Tabla 4. Fármacos aprobados para el tratamiento de la HAP.*

En la actualidad, disponemos de fármacos que actúan en las diferentes vías patogénicas antes descritas: *a)* antagonistas de los receptores de la endotelina, *b)* inhibidores de la fosfodiesterasa-5, y *c)* prostanoides. Las dosis, las vías de administración y los principales efectos secundarios de éstos se recogen en la tabla 4.

Como otras novedades terapéuticas, se han publicado algunos casos aislados de tratamiento con imatinib en este grupo de pacientes. Los futuros tratamientos se basarán en el polipéptido intestinal vasoactivo, los inhibidores de la Rho-quinasa y de la síntesis de factores de crecimiento, y en la terapia celular.

Con respecto a la posibilidad de tratamiento inmunosupresor, y aunque algunos autores lo han propugnado, sobre todo en los casos de HAP asociada a LES y enfermedad mixta del tejido conectivo,[33] en la actualidad, no hay ninguna evidencia que sustente su uso en pacientes con ES. En la figura 6 se describe el tratamiento actual de la HAP.

Una vez instaurado el tratamiento, se debe reevaluar la situación del paciente cada tres-seis meses, estableciendo como objetivos que éste se encuentre estable y presente datos de buen pronóstico (véase la tabla 5). Si la respuesta es adecuada y el paciente permanece estable, se continuará con la misma pauta; por el contrario, si presenta una situación inestable o datos de mal pronóstico se harán las modificaciones terapéuticas necesarias para cambiar su perfil de riesgo.[34]

Finalmente, cuando la respuesta a la combinación de tratamientos no sea adecuada, o aparezcan efectos secundarios graves del mismo, se recurrirá al trasplante de pulmón. Shitrit *et al.* revisaron un total de 54 pacientes, el 92 % de ellos con fibrosis pulmonar y el 71 % con HAP, y no observaron ninguna diferencia en el porcentaje de infecciones ni de rechazos cuando los compararon con otros grupos de pacientes trasplantados de pulmón, con una supervivencia a los dos y a los cinco años del 72 y del 55 %, respectivamente.[35]

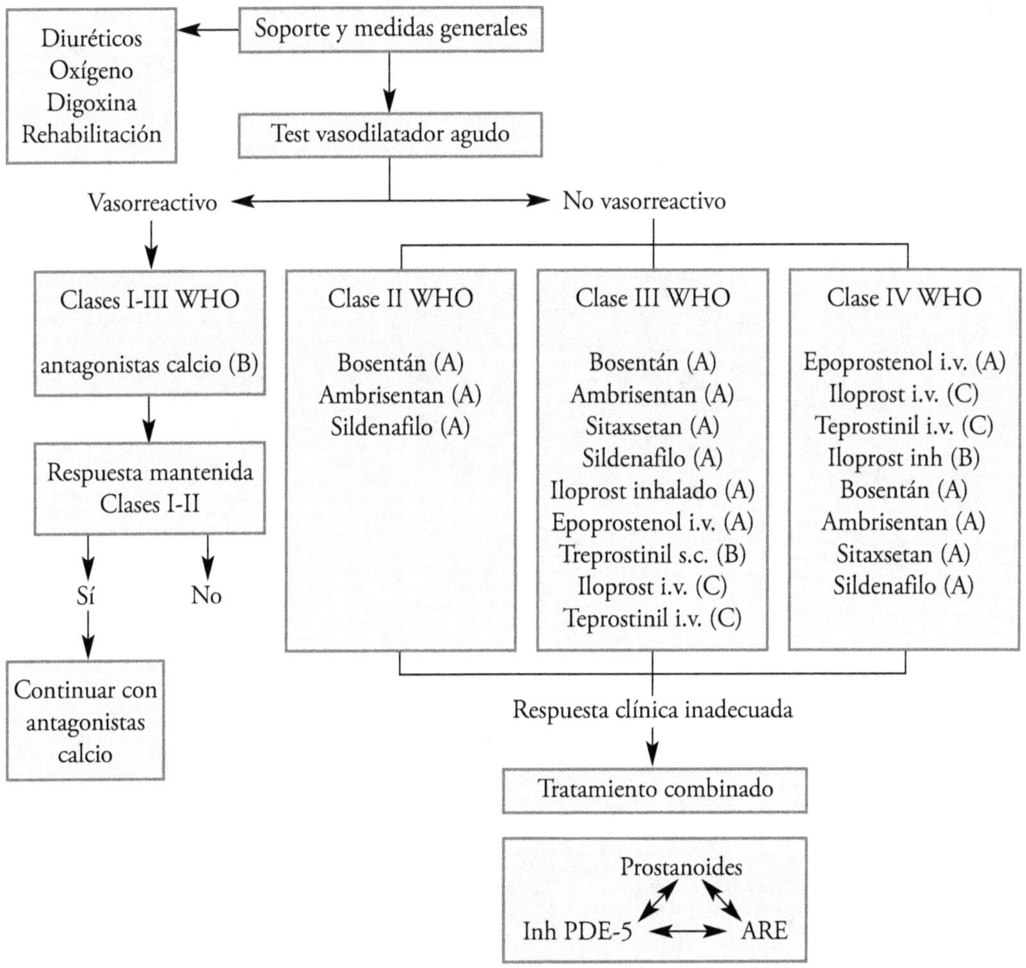


*Figura 6. Tratamiento actual de la HAP.*

| Estable y buen pronóstico | Marcador | Inestable y mal pronóstico |
| --- | --- | --- |
| No | Evidencia de IC derecha | Sí |
| Gradual | Velocidad de progresión | Rápida |
| No | Síncope | Sí |
| I, II | Clase OMS/NYHA | III, IV |
| > 400 metros | T6MM | < 300 |
| $VO_2$max > 12 ml/min/kg<br>PAS máxima > 120 mmHg | Prueba de esfuerzo cardiopulmonar | $VO_2$max < 12 ml/min/kg<br>PAS máxima < 120 mmHg |
| Normal | BNP/NT-pro BNP | Elevado o en aumento |
| $PaCO_2$ > 32 mmHg | Gasometría | $PaCO_2$ < 32 mmHg |
| No derrame pericárdico<br>TAPSE > 2 cm | Hallazgos ecocardiográficos | Derrame pericárdico<br>TAPSE < 1,5 cm |
| PAD < 10 mmHg<br>IC > 2,5 L/min/m$^2$ | Hemodinámica | PAD > 15 mmHg<br>IC < 2,0 L/min/m$^2$ |

*Tabla 5. Evaluación de la gravedad, estabilidad y pronóstico.*

## BIBLIOGRAFÍA

1. Wigley FM, Lima JA, Mayes M *et al.* The prevalence of undiagnosed pulmonary arterial hypertension in subjects with connective tissue disease at the secondary health care level of community-based rheumatologist (the UNCOVER study). Arthritis Rheum 2005; 52: 2125-132.
2. Mukerjee D, St George D, Coleiro B *et al.* Prevalence and outcome in systemic sclerosis associated pulmonary arterial hypertension: application of a registry approach. Ann Rheum Dis 2003; 62:1088-093.
3. Humbert M, Sitbon O, Chaouat A *et al.* Pulmonary arterial hypertension in France: results from a national registry. Am J Respir Crit Care Med 2006; 173: 1023-030.
4. Steen VD, Medsger TA. Changes in causes of death in systemic sclerosis. Ann Rheum Dis 2007; 66: 940-44.
5. Hachulla E, Carpentier P, GressinV *et al.* Risk factors for death and the 3-year survival of patients with systemic sclerosis: the french itinéraire-sclérodermie study. Rheumatology 2009; 48: 304-08.
6. Mathai SC, Hummers LK, Champion HC *et al.* Survival in pulmonary hypertension associated with the scleroderma spectrum of diseases. Impact of interstitial lung disease. Arthritis Rheum 2009; 60: 569-779.
7. Johnson SR, Swinton JR, Granton JT. Prognosis factors for survival in scleroderma associated pulmonary arterial hypertension. J Rheumatol 2008; 35: 1584-590.
8. Condliffe R, Kiely DG, Peacock AJ *et al.* Connective tissue disease-associated pulmonary arterial hypertension in the modern treatment era. Am J Respir Crit Car Med 2009; 179: 151-57.
9. Angelini DJ, Su Q, Yanagi K *et al.* Resistin-like molecule β in scleroderma-associated pulmonary hypertension. Am J Respir Cell Mol Biol 2009; 2: on-line.
10. Gialafos EJ, Moyssakis I, Psaltopoulo T *et al.* Circulating tissue inhibitor of matrix metalloproteinase-4 (TIMP-4) in systemic sclerosis patients with elevated pulmonary arterial pressure. Mediators Inflamm 2008; (2008): 134-43.
11. Marie I, Jouen F, Hellot MF *et al.* Anticardiolipin and anti-β 2 glycoprotein I antibodies and lupus-like anticoagulant: prevalence and significance in systemic sclerosis. Br J Dermatol 2008; 158: 141-44.
12. Manetti M, LiakouliV, Fatini C *et al.* Association between a stromal cell-derived factor 1 (SDF-1/CXCL12) gene polymorphism and microvascular disease in systemic sclerosis. Ann Rheum Dis 2009; 68: 408-11.
13. Steen V, Medsger TA. Predictors of isolated pulmonary hypertension in patients with systemic sclerosis and limited cutaneous involvement. Arthritis Rheum 2003; 48: 516-22.
14. Callejas JL, López-Pérez L, Moreno E *et al.* Raynaud's phenomenon and pulmonary arterial hypertension. Lupus 2008; 17: 355.
15. Hofstee HM, Noordegraaf AV, Voskuyl AE *et al.* Naifold capillary density is associated with the presence and severity of pulmonary arterial hypertension in systemic sclerosis. Ann Rheum Dis 2009; 68: 191-95.
16. Kampolis C, Plastiras S, Vlachoyiannopoulos P *et al.* The presence of anticentromere antibodies may predict progression of estimated pulmonary arterial systolic pressure in systemic sclerosis. Scand J Rheumatol 2008; 37: 278-83.
17. Hanke K, Brückner CS, Dähnrich C *et al.* Antibodies against PM/Scl-75 and PM/Scl-100 are independent markers for different subsets of systemic sclerosis patients. Arthritis Res 2009; 11: 1-9.
18. Mukerjee D, Yab LB, Holmes AM *et al.* Significance of plasma N-terminal pro brain natriuretic peptide in patients with systemic sclerosis-related pulmonary arterial hypertension. Respir Med 2003; 97: 1230-236.
19. Allanore Y, Borderie D, Avouac J *et al.* High N-terminal pro-brain natriuretic peptide levels and low difussing capacity for carbon monoxide as independent predictors of the occurrence of precapillary pulmonary arterial hypertension in patients with systemic sclerosis. Arthritis Rheum 2008; 58: 284-91.
20. Ghio S, Klersy C, Magrini G *et al.* Prognostic relevance of the echocardiographic assessment of right ventricular function in patients with idiopathic pulmonary arterial hypertension. Int J Cardiol 2008: 11.
21. Hachulla E, Gressin V, Guillevain L *et al.* Early detection of pulmonary arterial hypertension in systemic sclerosis: a french nationwide prospective multicenter study. Arthritis Rheum 2005; 52: 3792-800.
22. Proudman SM, Stevens WM, Sahhar J *et al.* Pulmonary arterial hypertension in systemic sclerosis: the need for early detection and treatment. Int Med J 2007; 37: 485-94.

**23.** Hsu VM, Moreyra AE, Wilson AC *et al.* Assessment of pulmonary arterial hypertension in patients with systemic sclerosis: comparison of noninvasive test with results of right-heart catheterization. J Rheumatol 2008; 35: 458-65.

**24.** Galie N, Rubin J, Hoeper MM *et al.* Treatment of patients with mildly symptomatic pulmonary hypertension with bosentan (EARLY study). A double-blind, randomised controlled trial. Lancet 2008; 371: 2093-100.

**25.** Collins N, Bastian B, Quiqueree L *et al.* Abnormal pulmonary vascular responses in patients registers with a systemic autoimmunity database: pulmonary hypertension assesment and screening evaluation using stress echocardiography (PHASE-I). Eur J Echocardiogr 2006; 7: 439-46.

**26.** Callejas JL, Moreno E, Martín P *et al.* Pulmonary hypertension and exercise echocardiography. Eur J Echocardiogr 2006; 7: 261-62.

**27.** Alkotob ML, Soltani P, Sheat M *et al.* Reduced exercise capacity and stress induced pulmonary hypertension in patients with scleroderma. Chest 2006; 130: 176-81.

**28.** Callejas JL, Moreno E, Martín P *et al.* Prevalence of exercise pulmonary hypertension in scleroderma. J Rheumatol 2008; 35: 1812-816.

**29.** Steen V, Chou M, Shanmugam V *et al.* Exercise-induced pulmonary arterial hypertension in patients with systemic sclerosis. Chest 2008; 134: 146-51.

**30.** Garin MC, Highkand KB, Silver RM *et al.* Limitations to the 6-minute walk test in interstitial lung disease and pulmonary hypertension in scleroderma. J Rheumatol 2009; 36: 330-69.

**31.** Galie N, Manes A, Negro L. A meta-analysis of randomized controlled trials in pulmonary arterial hypertension. Eur Heart J 2009; 30: 394-403.

**32.** Kowal-Bielecka O, Landewé R, Avouac J *et al.* EULAR recommendations for the treatment of systemic sclerosis: from the EULAR Scleroderma Trials and Research group (EUSTAR). Ann Rheum Dis 2009; 19: on-line.

**33.** Jais X, Launay D, Yaici A *et al.* Immunosuppresive therapy in lupus and mixed connective tissue disease-associates pulmonary arterial hypertension: a retrospective analysis of twenty three cases. Arthritis Rheum 2008; 58: 521-31.

**34.** Dimitroulas T, Giannakolulas G, Karvounis H *et al.* N-terminal pro brain natriuretic peptide as a biochemical marker in the evaluation of bosentan treatment in systemic sclerosis related pulmonary arterial hypertension. Clin Rheumatol 2008; 27: 655-58.

**35.** Shitrit D, AMital A, Peled N *et al.* Lung transplantation in patients with scleroderma: case series, review of literature and criteria for transplantation. Clin Transplant 2009; 4: on-line.

# Capítulo 8

# Enfermedad pulmonar intersticial en la esclerosis sistémica (esclerodermia)

J. Sánchez Román, M. J. Castillo Palma, F. J. García Hernández

Unidad de Colagenosis e Hipertensión Pulmonar
Servicio de Medicina Interna
Hospital Universitario Virgen del Rocío
Sevilla

*Agradecimientos*
A los Drs. Lourdes Gómez Izquierdo, del Servicio de Anatomía Patológica, y Joaquín Fernández Cruz, del Servicio de Radiología, del Hospital Universitario Virgen del Rocío, por su colaboración en la selección de las imágenes.

*Dirección para correspondencia*
Hospital Universitario Virgen del Rocío
Dr. J. Sánchez Román
sanchezroman@telefonica.net

# 1  Introducción

La esclerosis sistémica (ES) o esclerodermia es una enfermedad caracterizada por incremento de producción y depósito de colágeno en la piel y en diferentes vísceras (pulmones, tracto digestivo, corazón y riñones principalmente), afectación fibrótica vascular y rasgos de respuesta autoinmune. Las dos complicaciones pulmonares más importantes, la hipertensión arterial pulmonar (HAP) y la enfermedad pulmonar intersticial (EPI), constituyen en la actualidad la primera causa de mortalidad desde que los inhibidores de la enzima conversora de angiotensina se emplean en el control de la crisis renal.

# 2  Prevalencia de la enfermedad pulmonar intersticial en la esclerosis sistémica

La prevalencia de la enfermedad pulmonar intersticial (EPI) en la ES oscila entre el 25 y el 90 % (en estudios autópsicos),[1] dependiendo de los criterios diagnósticos (clínicos, radiológicos, funcionales, histológicos) y la metodología empleados. Suele iniciarse durante los tres primeros años de la ES, y se relaciona con la raza blanca o japonesa, el sexo masculino, la edad temprana de desarrollo de la ES y la afectación cardíaca.[2]

La EPI se define por el descenso de la capacidad vital forzada (CVF) < 80 % de la prevista, con flujo espiratorio máximo en el primer segundo (FEV1) normal en el estudio funcional respiratorio (EFR). Usando esta definición, su frecuencia oscila entre el 25 %[3] y el 33 %.[4] Se considera grave cuando la CVF es < 55 % (presente en el 16 % de los pacientes de la serie de Steen y cols).[4] En nuestra experiencia sobre 121 pacientes con ES, la frecuencia de una CVF < 80 % fue del 29 %, y de una CVF < 50 %, del 6 %. Mediante valoración con tomografía de alta resolución (TCAR), la frecuencia fue del 91 %, mientras que mediante radiografía de tórax convencional (RxT), fue del 39 %.[4]

La EPI es menos frecuente en la forma limitada de la ES (ESL) que en la difusa (ESD). En la valoración inicial se comprueba la presencia de EPI en un 10 y un 50 %, respectivamente. En nuestra experiencia, considerando un punto de corte del 80 % para la CVF, estos porcentajes fueron muy semejantes (15 % en ESL y 46 % en ESD), mientras que, al emplear como método discriminante la RxT, fueron del 15 y del 41 %, respectivamente. Tan sólo el 13 % de pacientes sin afectación cutánea (ES *sine esclerodermia*) presentaron datos de EPI. Morelli y cols,[5] encontraron una frecuencia semejante en ambos grupos, aunque la intensidad y extensión de la fibrosis (valorada mediante TCAR) fueron mayores en los pacientes con ESD.

La positividad de anticuerpos anticentrómero (ACA) se asocia con la ESL. Los pacientes con la variedad CREST (calcinosis, fenómeno de Raynaud [FR], afectación esofágica, esclerodactilia y telangiectasias) y EPI rara vez presentan positividad para ACA por lo que dichos autoanticuerpos se consideran protectores.[4] En nuestra serie la frecuencia de CVF < 80 % sólo se presentó en el 10 % de los pacientes con ACA. La positividad de anticuerpos anti-topoisomerasa-I (antiScl70) es más frecuente en la ESD.[6] Dicha positividad confiere un riesgo muy elevado de EPI[7] (57 % con CVF < 80 % en nuestra serie), sobre todo cuando reconocen al menos 3 de 4 epítopos de la topoisomerasa (aminoácidos 205-224, 349-368, 397-416 y 517-536).[2] Otros dos autoanticuerpos antinucleolares (AANo) se han relacionado con el desarrollo de EPI en ES: antiU3-RNP, en la raza negra, se asocia a un mayor riesgo de EPI grave, HAP, afectación intestinal y neuropatía periférica,[4] y los anticuerpos antiTh/To, en la raza blanca, a EPI precoz y progresiva y HAP tardía.[8]


## 3  Patología

El intersticio pulmonar está constituido por la pared alveolar (que incluye células y capilares), septos conjuntivos y tejido conectivo perivascular, peribronquial y perilinfático. El componente celular consta de células epiteliales y conjuntivas. Entre las primeras destacan, en proporciones equivalentes, los neumocitos tipo I o células epitelio alveolares (CEA). Tienen como función primordial el revestimiento. Los neumocitos tipo II (CEA multifuncionales) son las progenitoras de las anteriores y las encargadas de la regeneración del epitelio alveolar, de la secreción de proteínas del surfactante y elementos de la matriz extracelular (MEC), y del control de la inflamación mediante la secreción de citocinas antiinflamatorias, de antioxidantes como la superóxido-dismutasa y de óxido nítrico en respuesta a citocinas proinflamatorias. Las células de Clara (no ciliadas, a diferencia de las anteriores, y menos numerosas aquí que en los bronquiolos), se encargan de la secreción de apoproteínas del surfactante y de antileucoproteinasa y están involucradas en la regeneración y reparación epitelial en los bronquiolos. Las células conjuntivas son los macrófagos (3 % de las células alveolares), las células intersticiales (en número equivalente a la suma de neumocitos I y II) y las endoteliales (en proporción equivalente a las anteriores). La MEC comprende un conjunto de moléculas estructurales de diferente tamaño (fundamentalmente colágenos, proteoglicanos y glicoproteínas) íntimamente adheridas a las células mediante moléculas de adhesión con las que forman un *continuum* que transmite un flujo constante y recíproco de señales a través de los receptores de adhesión y diferentes citocinas.[8]

Las alteraciones iniciales de la EPI en la ES consisten en una infiltración parcheada de linfocitos y células plasmáticas en la pared alveolar, fibrosis intersticial e incremento de macrófagos y de muy escasos granulocitos y linfocitos en la superficie alveolar. En el lavado broncoalveolar (LBA) se observan leucocitos y una respuesta inmune de tipo Th2. Más adelante, la inflamación se atenúa y predominan la fibrosis intersticial y el daño vascular, consistente en proliferación intimal y cambios mixomatosos en la capa media de las arterias de pequeño y mediano calibre.[9] El patrón histológico más característico presente en más del 75 % de los pacientes[9] es la neumonitis intersticial no específica (NSIP), caracterizada por una inflamación intersticial leve-moderada, hiperplasia de neumocitos tipo II y distribución leve y uniforme de la fibrosis (véase figura 1). Se ha dividido en NSIP celular (inflamación con mínima fibrosis) y NSIP fibrótica (mezcla de inflamación y fibrosis). Esta última representa el 75 % de casos de NSIP.[10,11] Menos común (25 % de los casos), pero con peor pronóstico y menor respuesta al tratamiento, es el patrón de neumonía intersticial usual (UIP). Se caracteriza por una apariencia heterogénea en la que alternan zonas de pulmón normal con focos inflamatorios y fibroblásticos dispersos y fibrosis parcheada que evoluciona a un engrosamiento progresivo de los septos alveolares y a la obliteración del espacio aéreo y panalización[8] (véase figura 2). Esta distinción entre los diferentes patrones de NSIP tiene importancia pronóstica y terapéutica. Así, en el estudio de Bouros y cols.,[10] la supervivencia a los 10 años fue del 69 % en los pacientes con NSIP y de sólo el 29 % en aquéllos con UIP. Sin embargo, puede haber dificultades en la diferenciación histológica de dichos patrones, tanto en biopsias múltiples de un mismo paciente como entre distintas muestras de un mismo lóbulo pulmonar. En las zonas más

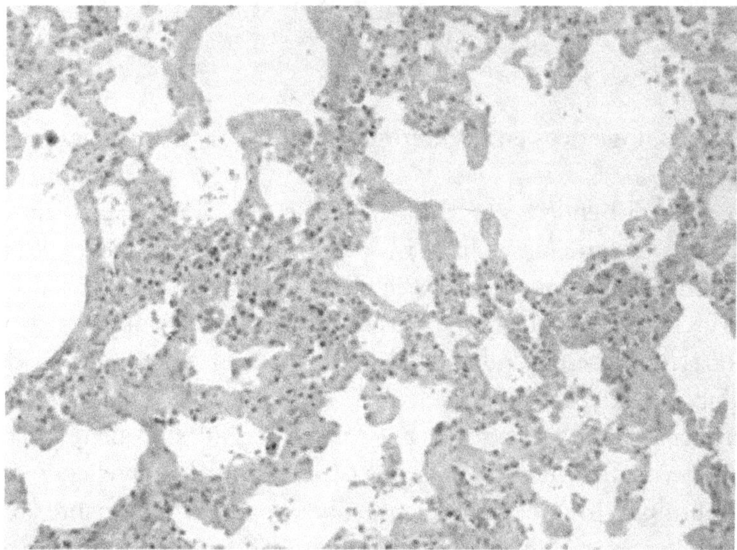

*Figura 1. (25× H-E.) Neumonitis intersticial no específica (NSIP). Las paredes alveolares*
*están engrosadas difusamente con predominio del infiltrado celular inflamatorio.*

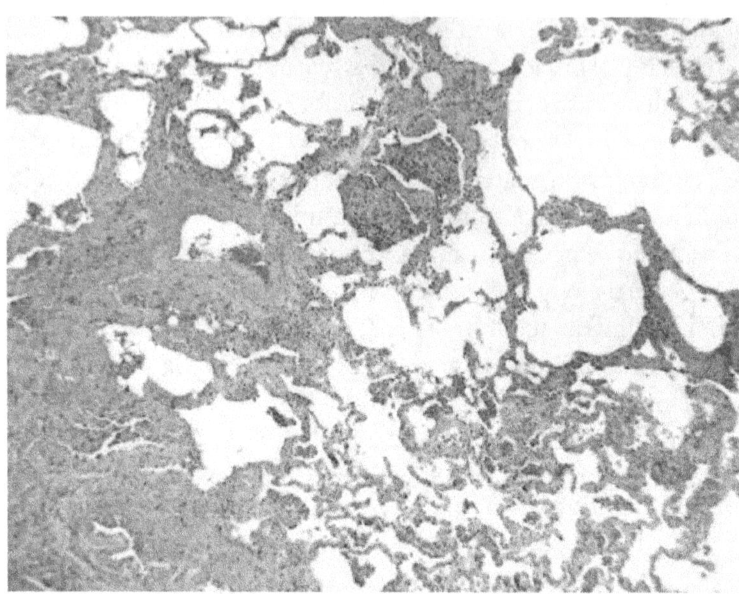

*Figura 2. (4× H-E.) Neumonitis intersticial usual (UIP). Áreas con proliferación intersticial de fibroblastos con evolución a fibrosis (izquierda) alternan con zonas alveolares relativamente conservadas (derecha).*

afectadas se observa, en las arterias pulmonares, una hipertrofia de la media y un engrosamiento fibroso de la íntima. Otros patrones, entre ellos la neumonía intersticial descamativa, la enfermedad intersticial asociada a bronquiolitis, la neumonía intersticial aguda, la neumonía intersticial linfoidea o la neumonía organizada criptogenética, son excepcionales en los pacientes con ES.[10]

## 4  Mecanismos patogénicos en la enfermedad pulmonar intersticial

La patogenia de la EPI en la ES es compleja y sólo parcialmente conocida. La producción incrementada de proteínas de la MEC por los fibroblastos resulta de las interacciones anormales entre células endoteliales, células mononucleares (monocitos y linfocitos) y fibroblastos en un contexto de hiperreactividad vascular y de hipoxia tisular.[11,12] Se describen al menos tres procesos fundamentales:[13] 1) disregulación de la actividad fibroblástica con producción y deposición aberrante de colágeno y MEC que originan fibrosis tisular; 2) infiltración celular precoz por macrófagos y células T que origina inflamación crónica, y 3) enfermedad microvascular por deposición subendotelial de colágeno y estrechamiento luminal. Junto a ello, desempeña un papel determinante la respuesta del epitelio alveolar. Las lesiones iniciales afectan al territorio microvascular y al alveolar, aunque se ignora la causa primaria de la agresión. Las elevadas concentraciones de trombina, endotelina-1 (ET-1) y β-tromboglobulina en el líquido de LBA expresan agresión endotelial. Como consecuencia, hay una activación del sistema de la coagulación, trombosis arterial, incremento de la resistencia vascular e isquemia tisular. La trombina como molécula del sistema de la coagulación más implicada en estos acontecimientos, induce la expresión de mediadores profibróticos, tales como el factor de transformación y crecimiento-β (TGF-β) en las células musculares y endoteliales, y el factor de crecimiento del tejido conectivo (CTGF) e interleucina-8 (IL-8) en los fibroblastos. Actúa de forma sinérgica con estos factores y estimula la proliferación de fibroblastos y su diferenciación en miofibroblastos mediante la activación del receptor de proteasa activada-1 (PAR-1) y de los sistema Smad y de la proteín-quinasa (PKC-ε).[11] Los miofibroblastos son células mesenquimales con fenotipo intermedio entre fibroblastos y células musculares lisas que sintetizan, segregan, organizan y remodelan la MEC. Adquieren aspecto estrellado, poseen capacidad contráctil, expresan determinados marcadores (citoesqueleto de actina muscular lisa-α [α-SMA] e inhibidores de metaloproteasas tisulares) y son productoras de colágeno. Son un elemento clave en la producción y contracción de la MEC, de la inhibición de la apoptosis de los fibroblastos, del remodelado estructural y de la consiguiente destrucción de las unidades alveolocapilares en respuesta a la agresión pulmonar.[14] Su importancia es crítica en la reparación lesional que, en condiciones normales, concluye con el aclaramiento de los miofibroblastos por apoptosis. Una apoptosis insuficiente (condicionada de forma sinérgica, a través de las vías de señales que incluyen p38, MAPK y PI3K/AKT, por ET-1 y TGF-β), se asocia con la acumulación y contracción progresiva de la MEC que conduce a la fibrosis.[15] El origen de los miofibroblastos puede ser por diferenciación a partir de fibroblastos locales o como células circulantes derivadas de la médula ósea (fibrocitos) que emigran al pulmón como respuesta a la liberación de citocinas y quimiocinas tras una lesión endotelial inicial.[16] En tercer lugar, se considera que pueden derivar de la transformación de las CEA (neumocitos tipo II), mediante la denominada transformación epitelio-mesenquimal (TEM) por efecto del TGF-β.[8,17] Los neumocitos tipo II se comportarían por tanto como elementos de gran plasticidad. Si bien en condiciones normales tienen una función reepitelizadora mediante transdiferenciación a neumocitos tipo I, dependiendo de la naturaleza del estímulo y del ambiente celular existente, pueden evolucionar hacia la apoptosis/necrosis, hacia la proliferación, hacia la transdiferenciación-reepitelización o, por último, mediante la TEM, evolucionar a miofibroblastos con la consiguiente formación de MEC, destrucción de la arquitectura pulmonar y fibrosis. Estos tres mecanismos (evolución a partir de fibroblastos locales, origen medular o TEM) no son excluyentes entre sí.[17]

Los pericitos, células mesenquimales de la pared microvascular en contacto con el endotelio, muestran en pacientes con ES, una llamativa hiperplasia y un incremento de receptores para el factor de crecimiento derivado de las plaquetas (PDGF) y sufren una transdiferenciación a fibroblastos y miofibroblastos.[8] La ET-1, producida y segregada por los neumocitos tipo II en niveles comparables con las células endoteliales, activa de forma autocrina o paracrina los receptores ET-A de estas mismas células, lo que origina el incremento de TGF-β (que, a su vez, estimula la producción de ET-1 por las CEA). Ello potencia, en una coestimulación recíproca, su acción profibrótica y de inducción de diferenciación de miofibroblastos.[18] Las células endoteliales dañadas y activadas expresan y liberan moléculas de adhesión tales como la molécula de adhesión intracelular-1 (ICAM-1), la de adhesión de la célula vascular-1 (VCAM-1) y selectina-E, con la consiguiente inflamación alveolar. Ya mencionamos anteriormente que la alveolitis está presente en las fases iniciales del proceso (aunque, como veremos más adelante, con algunas restricciones) y que en el LBA se pone de manifiesto la presencia incrementada de granulocitos (neutrófilos y eosinófilos) y de linfocitos (con predominio de CD8$^+$). En el LBA se detectan también concentraciones elevadas de moléculas con acción quimiotáctica sobre neutrófilos (IL-8) y sobre macrófagos (proteína quimiotáctica de los monocitos-1 [MCP-1]), y de complejos elastasa / α-1 antitripsina. Se supone que la elastasa procedente de los neutrófilos es activada de forma insuficiente por la α-1 antitripsina debido a la íntima aposición de los neutrófilos sobre el sustrato y, aunque se ha observado una relación entre la presencia de éstos en el LBA y el deterioro funcional y radiológico pulmonar, no está claro si su presencia precede, acompaña o sigue a la fibrosis alveolar. Otros marcadores inflamatorios detectados en el LBA son los leucotrienos B4 y E4, el factor de necrosis tumoral α (TNF α) y las IL-1, IL-4, IL-5 e IL-6. También se han encontrado niveles altos de IL-10, citocina con efectos antiinflamatorios. TNF-α es fibrogénico y citotóxico sobre las CEA e incrementa la expresión de otras citocinas. Asimismo, se han detectado, tanto en el LBA como en el tejido pulmonar, niveles elevados de RNA mensajero (mRNA) para citocinas y quimiocinas profibróticas como TGF-β, PDGF, oncostatina M (OSM), MCP-1 e IL-1, originados en macrófagos, linfocitos T-CD8, eosinófilos, CEA y fibroblastos. Recientemente, se han detectado en estos pacientes anticuerpos estimuladores frente a receptores de PDGF, cuyo efecto es el incremento de expresión de genes de colágeno, a los que se les supone un papel importante en el desarrollo de la EPI.[19] Al contrario de lo que ocurre con la síntesis de colágeno, activada en estos pacientes, su degradación es normal o incluso disminuida, ya que se han encontrado niveles elevados de anticuerpos IgG frente a matriz-metaloproteinasa-3 (MMP3).[20] Se ha sugerido que, dentro de este esquema inicial, los mecanismos implicados en las dos formas anatomoclínicas de la EPI (UIP y NSIP) son muy diferentes. En la UIP se considera que la respuesta inflamatoria no precede a la fibrosis ni desempeña ningún papel en su progresión. Se trataría de un proceso «epitelial-fibroblástico» determinado por la interacción entre CEA lesionadas y células mesenquimales activadas (en los focos fibroblásticos subepiteliales) que da lugar a una reparación anormal con exceso de citocinas profibróticas, de hiperproducción y contracción de MEC y de angiogénesis desordenada.[21] En la NSIP, los focos fibroblásticos están ausentes (o mucho más dispersos en la variante fibrótica de la NSIP). Los mecanismos subyacentes y las interacciones entre los elementos epiteliales, vasculares y mesenquimales, son aquí mucho menos conocidos y, por otra parte, se ignora por qué dos patrones tan diferentes se desarrollan en individuos afectados por un mismo proceso autoinmune.[13] Franco de Carvalho y cols.[22] con diferentes marcadores celulares en biopsias pulmonares analizaron estas relaciones y las diferencias observadas entre NSIP idiopática y asociada a ES. En los pacientes con NSIP-ES, observaron una mayor reducción de CEA (CK-7), aunque la reducción de neumocitos tipo II y de células de Clara es menor. Por otra parte, observaron una mayor disminución de células endoteliales (CD34) y un incremento de la actividad de las mismas (VCAM-1) con respecto a las formas idiopáticas. A raíz de todo ello, dedujeron que en la NSIP-ES, en comparación con la NSIP idiopática, existe una tendencia mayor hacia la regeneración y menor hacia la fibrosis con una marcada disminución del componente vascular (que se correspondería con la frecuente disminución del cociente CVF/DLco observada en los pacientes con ES) y un mayor componente inflamatorio activo susceptible de ser modificado por un tratamiento precoz.[22]

## 5 Signos y síntomas clínicos en los pacientes con esclerosis sistémica y enfermedad pulmonar intersticial

El desarrollo de EPI suele ser mucho más precoz (en los primeros cinco años desde el inicio de la enfermedad) en la ESD que en la ESL. Sus síntomas son inespecíficos y tardíos, aunque en algunos pacientes preceden a la sintomatología cutánea o al FR. Por tanto, ante un paciente con una EPI en apariencia idiopática, hay que valorar la posibilidad de que se trate de la primera manifestación de una ES, por lo que siempre es necesario realizar una valoración clínica y complementaria para excluir o confirmar esta posibilidad. La presencia de FR o de alteraciones capilaroscópicas, o bien la positividad de ACA o antiScl 70, establecen prácticamente el diagnóstico de ES, incluso en ausencia de esclerosis cutánea. Un tercio de los pacientes presenta disnea. En fases iniciales es de esfuerzo, de curso insidioso y se relaciona de forma positiva con el deterioro de la capacidad de difusión (DLco). En fases avanzadas llega a ser de reposo, aunque no siempre hay una clara correlación entre su intensidad y las lesiones radiográficas. La tos no productiva aparece en alrededor del 15 % de los pacientes y se relaciona sobre todo con la sequedad de las mucosas en el contexto de un síndrome de Sjögren asociado a ES (en más del 30 % de los casos). Se ha sugerido una mayor intensidad del reflejo tusígeno por hipersensibilización de los nervios sensoriales de las vías aéreas. Otras causas de tos son la existencia de bronquitis (sobre todo en pacientes fumadores), bronquiectasias, neumonía por aspiración y reflujo gastroesofágico. En ese sentido, existe una estrecha relación entre la presencia de EPI y la dilatación esofágica y el reflujo gastroesofágico.[2] Es rara la hemoptisis debido al desarrollo de telangiectasias (sobre todo en la ESL), aunque en esta situación es necesario considerar la posibilidad de neoplasia (en especial el adenocarcinoma broncogénico, la neoplasia más frecuente en pacientes con ES). El dolor torácico, el incremento en la expectoración y la sintomatología pleurítica son muy poco frecuentes. Se aprecia, con frecuencia, polipnea y, en el 50 % de los casos, estertores subcrepitantes finos (de «despegamiento» o tipo «velcro»). Su presencia, junto con alteraciones espirométricas, se ha relacionado con un mal pronóstico a los cinco años.[13]

En fases avanzadas y en relación con la aparición de hipertensión pulmonar (HP) y fallo ventricular derecho, se aprecia un incremento audible y palpable del componente pulmonar del segundo ruido pulmonar, galope ventricular derecho, soplo sistólico de insuficiencia tricuspídea, distensión yugular, hepatomegalia, cianosis central y edema en miembros inferiores. La acropaquia es muy infrecuente.

## 6 Métodos complementarios de diagnóstico

### 6.1 *Estudios de imagen*

En la RxT el patrón más común es el infiltrado pulmonar difuso, linear o reticulonodular simétrico, de predominio en bases y zonas periféricas. Steen y cols.[23] detectaron en 890 pacientes con ES, alteraciones radiográficas compatibles con EPI en el 84 % de los que presentaban enfermedad restrictiva grave (CVF < 50 %), en el 20% con restricción moderada (CVF 50-75 %) y en el 5 % con restricción mínima o nula. Arroliga y cols.,[24] en 165 pacientes no fumadores con ES, detectaron fibrosis pulmonar y patrón reticulonodular en el 40 % y en el 35 % de individuos con ESD, respectivamente, y en el 33 % y

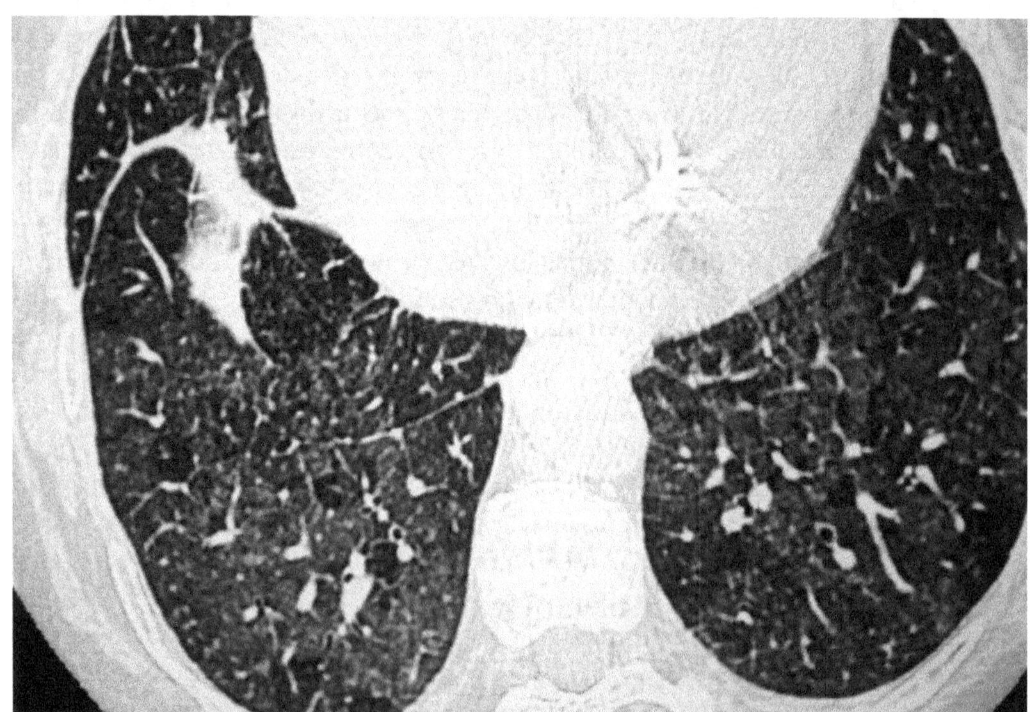

*Figura 3. TCAR. NSIP: aspecto en «vidrio deslustrado».*

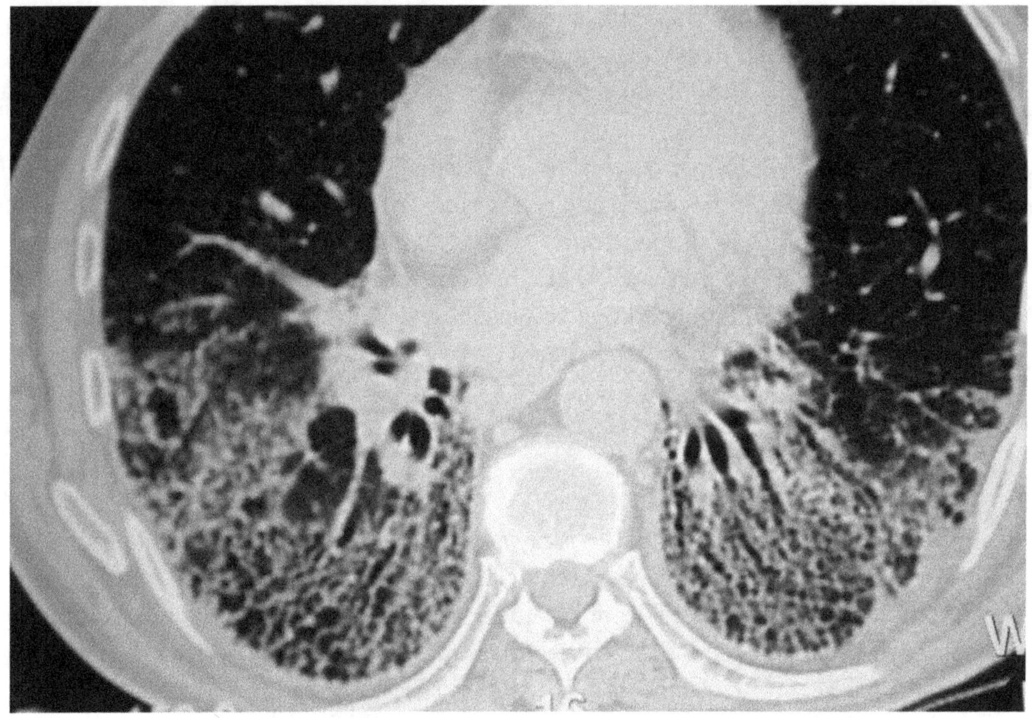

*Figura 4. TCAR. UIP: aspecto «en panal».*

18 % en los que tenían ESL. Sin embargo, no observaron correlación entre estas anomalías y la clínica o el deterioro del EFR. La RxT es poco sensible, puede ser normal en individuos sintomáticos y es de poco valor para diferenciar entre el carácter activo e inactivo de la EPI (hecho crucial para las decisiones terapéuticas). Por tanto, debe ser complementada con otros métodos más sensibles (EFR, TCAR, estudio isotópico y LBA).

La TCAR permite detectar alteraciones no visibles en la RxT y discriminar de forma bastante adecuada entre inflamación activa y fibrosis cicatricial. Es anormal en el 84-90 % de los pacientes con ES. El patrón más común es el infiltrado bilateral y simétrico de predominio en las zonas periféricas subpleurales, medias e inferiores. Pueden observarse opacidades en vidrio deslustrado (60-73 %) o retículo-lineales (55-78 %), nódulos (70 %), bronquiectasias por tracción (68 %), fibrosis grosera o «en panal» (45 %), engrosamientos pleurales (45 %) o adenopatías hiliares (15 %) que pueden mostrar calcificaciones periféricas (frecuente en pacientes con ES relacionada con exposición laboral a sílice).[25] Se considera que el *patrón fibroso* (véase la figura 3) expresa la existencia de tejido cicatricial consolidado, mientras que el *patrón en vidrio deslustrado* (véase la figura 4) representa inflamación activa (alveolitis), potencialmente reversible con terapia inmunodepresora. No obstante, este último puede ser debido a infección, congestión u otras causas de agresión pulmonar, por lo que algunos centros incluyen, junto a TCAR, el LBA en su protocolo de evaluación. Se han empleado varios métodos para la cuantificación de la EPI mediante TCAR. En el de Warrick y cols.[26] se puntúa según la gravedad y la extensión. En cuanto a la gravedad se valora: «vidrio deslustrado» (1 punto); márgenes pleurales irregulares (2); líneas septales o subpleurales (3); panalización (4); quistes subpleurales (5). La puntuación de *gravedad* puede ir, por tanto, de 0 a 15. Para la *extensión* se valora el número de segmentos broncopulmonares afectados para cada una de las anormalidades descritas: 1-3 segmentos (1 punto); 4-9 segmentos (2); más de 9 segmentos (3). La puntuación de *extensión* puede ir, también, de 0 a 15. El rango de *gravedad-extensión* de la enfermedad se expresa de forma conjunta y aditiva y puede alcanzar un máximo de 30 puntos (más de nueve segmentos con **todas** las alteraciones descritas en **todos** y cada uno de ellos).

## 6.2 Estudio funcional respiratorio

Es un procedimiento fácil y asequible para valorar la existencia, intensidad y progresión de la EPI en los pacientes con ES. Existen diversos factores como el tabaquismo, la miositis, la fibrosis de la pared torácica y las alteraciones vasculares que dificultan su interpretación y que hay que tener en cuenta al analizar sus resultados. En pacientes con afectación de la pared torácica (miositis o fibrosis), la reducción de la CVF se acompaña de valores infranormales de la presión inspiratoria máxima (PIM). El patrón restrictivo (disminución de la CVF con FEV1/CVF normal) es el más frecuente. Steen y cols.[23] en una serie de 890 pacientes detectaron restricción mínima o nula (CVF > 75 %) en el 40 % de los pacientes, restricción moderada (50 % ≤ CVF ≤ 75 %) en el 27 % y restricción grave (CVF < 50 %) en el 13 % de los pacientes. Además, la disminución de la DLco se correlacionó directamente con dichos subgrupos (66 % en los que tenían restricción moderada y 47 % en el grupo con restricción más grave). El patrón obstructivo es poco común (8 % en no fumadores),[24] y se relaciona estrechamente con el tabaquismo.[27] En nuestra cohorte de pacientes, sólo el 10 % presentaron un valor de FEV1/FVC < 70 % que se redujo al 5,6 % en los no fumadores. Por lo general, los flujos están mucho mejor conservados que los volúmenes, de manera que es frecuente encontrar cocientes FEV1/FCV (y sobre todo flujos mesoespiratorios) elevados de forma desproporcionada. La reducción de la DLco es la alteración aislada más frecuente después de la reducción de la CVF. Arroliga y cols.[24] la detectaron en el 37 % de 165 pacientes no fumadores. En este mismo estudio, las alteraciones funcionales diferían entre los pacientes con formas limitadas y difusas. En la ESL, el EFR fue normal en el 28 %; el 23 % presentó un patrón restrictivo, el 16 % un patrón obstructivo y el descenso aislado de DLco se presentó en el 26 % de los pacientes. En pacientes con ESD, el patrón fue normal en el 37 % de los mismos, restrictivo en el 34 %, obstructivo en el 8 %, y de descenso aislado de la DLco en el 18 %. En nuestra serie, la DLco fue inferior al 80 % en el 53 % de los pacientes y la frecuencia de DLco baja fue mayor en los pacientes con positividad para ACA (63,2 %). Al igual que en el estudio anterior,[24] encontramos una mayor proporción de pacientes con descenso predominante de DLco (DLco < 60 % con CVF > 75 %) en aquellos con positividad para ACA que en aquellos con Scl-70 (42 % frente a 9,5 %). En los pacientes con EPI, la reducción de ambos parámetros suele ser paralela. Una reducción aislada de DLco (o desproporcionada para el valor de la CVF, circunstancia que es más habitual en pacientes con ESL y ACA+), se asocia con gran frecuencia a enfermedad vascular pulmonar.[28] Una vez más, las diferencias en las alteraciones clínicas, inmunológicas, radiológicas y funcionales permiten afirmar que en la ESD predomina la fibrosis (EPI, esclerosis cutánea) y en la ESL la lesión vascular (FR, HAP).

## 6.3   Lavado broncoalveolar

El LBA puede incrementar la información conseguida mediante la TCAR respecto a la actividad inflamatoria. El líquido obtenido de individuos sanos no fumadores contiene sobre todo macrófagos (92,6 %) y, en menor proporción, linfocitos (6,8 %), neutrófilos (0,5 %) y eosinófilos (0,1 %).[29] En el LBA existe una correlación estrecha entre el patrón NSIP y la celularidad elevada, con un incremento de granulocitos.[2,8] La presencia de un 2-3 % de granulocitos expresa una inflamación activa y una tendencia al deterioro de la función pulmonar. También se han establecido correlaciones entre los patrones del EFR y datos del LBA.[2] Estos datos pueden no ser uniformes entre diferentes zonas pulmonares[29] y mediante la TCAR se puede confirmar, de modo concordante, la existencia de segmentos con distinta actividad.

## 6.4   Estudios isotópicos

La gammagrafía pulmonar, con Ga-37, no es útil por su escasa especificidad. Kon y cols.[30] al emplear una nebulización de 99mTC-DTPA, observaron un tiempo de aclaramiento normal en los pacientes con disminución aislada de DLco (con CVF y TCAR normales) e incrementado en aquellos que tenían alterados estos parámetros. Para estos autores, la barrera alveolo-capilar permanece intacta en pacientes con enfermedad vascular, mientras que la integridad epitelial se halla alterada en las formas fibróticas.[30] Richard y cols.,[31] utilizaron tecnecio-99m hexalis (2-metoxiisobutilisonitrilo), un nuevo agente lipofílico que se acumula selectivamente en las células ricas en mitocondrias, en 16 pacientes con ES y observaron que la captación pulmonar se correlacionaba con la extensión de la fibrosis cutánea y de los cambios radiológicos, aunque es necesaria una validación de esta técnica. Branley y cols.,[32] en un estudio preliminar, comprobaron, mediante una tomografía de emisión de positrones (PET), que la captación del marcador (11)C-[R]-PK11195, ligando que se une intensamente a receptores situados en los macrófagos, se encontraba disminuida y se correlacionaba de forma inversa con la densidad pulmonar.

## 7  Evaluación de la enfermedad pulmonar intersticial en pacientes con esclerosis sistémica

### 7.1  *Evaluación inicial*

En todo paciente con ES, incluso asintomático, debe realizarse una valoración inicial de posible afectación pulmonar que incluya anamnesis y exploración física detalladas, RxT, EFR (gasometría arterial, CVF, FEV1 y DLco) y estimación, mediante ecocardiografía transtorácica (ECGTT), de afectación miocárdica o pericárdica y de HP. Si todas estas pruebas son normales, se considera suficiente. La realización de una TCAR resulta indicada sólo si existen alteraciones del EFR o RxT. Esta valoración debe repetirse cada año durante los primeros cuatro o cinco años y, posteriormente, de forma más espaciada si no hay anomalías, ya que la posibilidad de desarrollar EPI en estas condiciones es muy baja. Determinados factores pueden predecir el desarrollo de EPI o su progresión.

### 7.1.1  *Factores que incrementan la probabilidad de desarrollo de enfermedad pulmonar intersticial*

a) *Genéticos:* se ha comprobado asociación con HLA-DR52,[7] con polimorfismos del gen de fibronectina[33] y con determinados autoanticuerpos (antiScl-70, antiU3-ribonucleoproteína, antihistona, antiTh/To).[4,7,8]

b) *Ambientales:* la inhalación de polvo de sílice se ha relacionado con el desarrollo de EPI en pacientes con ES.[25] Diot y cols.[34] describieron, además, un riesgo mayor en individuos expuestos, por su trabajo, a humo de soldadura, tricloroetileno y disolventes clorados o aromáticos.

c) *Séricos:* la EPI se asocia con niveles séricos elevados de MCP-1, de proteína-1$\alpha$ inflamatoria de los macrófagos (MIP-$\alpha$), de CTGF, del receptor soluble de IL-6 (IL-6r) y del inhibidor tisular de metaloproteinasa-2. Las concentraciones de proteína surfactante, producida por los neumocitos tipo II, de la proteína KL-6 (glicoproteína expresada sobre todo en estas mismas células) y de quimiocina CCL18, están elevadas en el suero de pacientes con ES y EPI y se correlacionan de forma directa (sobre todo la última) con la presencia y la extensión de lesiones en la TCAR y de forma inversa, con la CVF, la DLco y la respuesta al tratamiento.[35] La elevada concentración sérica de TNF-$\alpha$ se correlaciona directamente con la intensidad de la EPI e inversamente con los valores de la CVF.[36] Los niveles de NO en el aire exhalado están elevados en pacientes con ES y EPI y, por el contrario, disminuidos en pacientes con ES e HAP (incluso si tienen de forma concomitante, EPI). Este hecho puede ayudar en el diagnóstico diferencial de la disnea en estos pacientes.

### 7.1.2 Factores asociados a la progresión de la enfermedad pulmonar intersticial en la esclerosis sistémica

a) *Clínicos:* se considera que un inicio precoz y grave de la ES, una CVF inicialmente baja, el sexo masculino, la HP o la gravedad del FR o de la afectación esofágica, predicen una mayor progresión en el deterioro de la función respiratoria, aunque otros autores no apoyan dichas asociaciones.[2]

b) *Inflamatorios* (valorados en la biopsia pulmonar): la intensidad del infiltrado inflamatorio se ha correlacionado con la edad del paciente y con la edad de comienzo y duración de la enfermedad.[9] La presencia de granulocitos, y en concreto de eosinófilos (> 5 %), en el LBA, o de linfocitos T-CD8 en las paredes alveolares, se ha correlacionado con el deterioro de la función respiratoria.[2] Sin embargo, en otros estudios no se ha detectado una relación clara entre la gravedad de las lesiones histológicas y la evolución de la neumopatía.[10]

### 7.2 Evaluación de los pacientes con esclerosis sistémica que presentan disnea o alteraciones en el estudio funcional respiratorio

En los pacientes con disnea, el principal diagnóstico diferencial de la EPI se establece con la HAP, por lo que está indicada la realización de un ECGTT.[37] Una EPI en fase avanzada (CVF < 60 %) puede ser causa, por sí misma, de HP (grupo III de la clasificación de Venecia). Por el contrario, si la CVF es normal o casi normal, e incluso cuando la DLco está descendida de forma desproporcionada respecto a un valor determinado de la CVF (CVF/DLco > 1,8), la detección (mediante ECGTT) de un pico de velocidad del reflujo tricuspídeo superior a 2,5 m/seg en reposo, indica probablemente HAP (grupo I de la clasificación de Venecia). Este dato debe confirmarse siempre mediante cateterismo cardíaco derecho (CCD).

Algunos pacientes, sin EPI aparente y con ECGTT normal, experimentan una disnea de esfuerzo desproporcionada. En ellos está indicado realizar un ECGTT de esfuerzo en el que se debe valorar, además de si existe un incremento importante de la presión de arteria pulmonar sistólica (PAPs) (los puntos de corte no están claramente establecidos en estas circunstancias), el incremento de la resistencia vascular pulmonar, calculada indirectamente a partir de la integral velocidad-tiempo del tracto de salida del ventrículo derecho. Otras causas de disnea que hay que considerar son: neumopatía obstructiva, bronquiolitis obliterante con neumonía organizada (BONO), aspiración, infección respiratoria, afectación pericárdica, disfunción miocárdica sistólica o diastólica, arritmias, cardiopatía hipertensiva o anemia. Cuando existe un incremento desproporcionado de la disnea con fibrosis atípica, puede estar justificada la realización de una biopsia pulmonar (que no se considera indicada habitualmente en pacientes con ES, salvo en circunstancias muy especiales), abierta o mediante videotoracoscopia, para descartar una neoplasia u otro proceso sobreañadido.[38]

## 8    Supervivencia de los pacientes con enfermedad pulmonar intersticial

Aunque el pronóstico de la EPI asociada a ES, UIP o NSIP, es mejor que el de sus equivalentes idiopáticos,[22] la supervivencia se ve intensamente comprometida por la afectación pulmonar, tanto por HAP como por EPI. El fallecimiento debido a EPI es más frecuente en el segundo quinquenio de la evolución de la ES. El pronóstico y la respuesta al tratamiento son mejores para la NSIP que para la UIP. Además, los pacientes con DLco < 40 %, presentaron una supervivencia acumulada a los cinco años del 9 %, mientras que con DLco > 40 % fue del 75 %.[39] Un deterioro de la DLco en los tres años siguientes a la biopsia pulmonar, en pacientes con valores iniciales bajos, también se ha asociado a una mayor mortalidad.[40] El incremento de neutrófilos en el LBA se comporta como un predictor de mortalidad. Sin tratamiento, la supervivencia de los pacientes con ES y HAP es menor que la del resto, incluidos los que presentan EPI.[41] En el caso de que ambas condiciones, HAP y EPI, se asocien, su repercusión sobre la supervivencia es discutible. Mientras algunos autores afirman que no empeora la mortalidad y que ésta sería idéntica a la de los pacientes con HAP aislada,[42] trabajos más recientes ponen de manifiesto que el desarrollo de EPI confiere una disminución aún más acentuada de la supervivencia a los pacientes con HP y ES.[43]

## 9    Tratamiento de la enfermedad pulmonar intersticial en los pacientes con esclerosis sistémica

El objetivo del tratamiento es frenar la progresión a fibrosis pulmonar irreversible. Aunque la EPI es muy prevalente, la evolución grave sólo ocurre en algunos casos, de forma habitual en fases tempranas de la enfermedad. Por otro lado, las opciones terapéuticas existentes no están exentas de toxicidad y la mayoría de ellas, basadas en la inmunodepresión, actúan sólo sobre el sustrato inflamatorio inicial de la alveolitis, ya que hasta ahora no se dispone de agentes que actúen de un modo eficaz sobre el componente fibrótico. No obstante, en los últimos años se está desarrollando una extensa investigación en el campo de la fibrogénesis y sobre tratamientos biológicos potencialmente útiles para frenarla.[44] Por tanto, la primera condición para asegurar la eficacia del tratamiento es seleccionar el subgrupo de pacientes que más puede beneficiarse.

### 9.1    *Ciclofosfamida y glucocorticoides*

La ciclofosfamida (CFM) es el agente con el que se ha conseguido una mayor eficacia (aunque discreta), en la estabilización de la EPI.[45] Hay numerosas series cortas o casos aislados de pacientes en los que se han comunicado buenos resultados (en la mayoría asociada a prednisona [PDN]). Los resultados son difíciles de interpretar, ya que los criterios de selección de pacientes, las dosis, la vía de administración y la duración del tratamiento son dispares. White y cols.,[46] en un estudio retrospectivo, controlado pero no aleatorio, valoraron el efecto de la CFM oral (2 mg/kg/día) o en pulsos mensuales (800 a 1.400 mg), durante un promedio de 10 meses en 103 pacientes con alveolitis (criterios de LBA o biopsia pulmonar). Al año, la CVF y la supervivencia mejoraron de forma significativa y la DLco se estabilizó en el grupo tratado, mientras que se deterioraron en los pacientes con alveolitis no tratados y permanecieron estables en los no tratados sin alveolitis. En la mayoría de los trabajos posteriores se incluyen criterios radiológicos (TC) para la selección de los pacientes, mientras que el LBA pierde vigencia en la práctica clínica. Recientemente, se han realizado dos estudios prospectivos, aleatorizados y controlados.[47,48] En uno de ellos, el *Scleroderma Lung Study* (SLS)[47] se utilizó CFM oral durante un año en 145 pacientes con formas leves-moderadas de EPI (CVF 67,6 %), pero con alveolitis activa (LBA patológico o patrón radiológico en vidrio deslustrado). Al año, el grupo tratado mostró menor deterioro de la CVF y mejoría de la disnea, la calidad de vida y la afección cutánea. Esta mejoría persistió 18 meses después de finalizado el tratamiento, pero los parámetros, salvo la disnea, volvieron a valores basales a los dos años.[49] En el otro estudio, el *Fibrosing Alveolitis in Scleroderma Trial* (FAST),[48] se trataron 45 pacientes también con formas leves de EPI (CVF 80,1 %), con seis pulsos mensuales de 750 mg de CFM y, después, con azatioprina (2,5 mg/kg/día) durante seis meses, junto con PDN (20 mg a días alternos). Al año se observó una discreta mejoría de la CVF y la DLco, con tendencia a la significación estadística, sin diferencias respecto al patrón radiológico, la disnea ni la aparición de efectos adversos.

Existe gran controversia en cuanto a la eficacia de la CFM. Para Weels y cols.,[50] los estudios controlados incluyen pacientes con enfermedad menos grave que estudios abiertos y, por lo tanto, la eficacia puede quedar diluida por este hecho. Estos autores proponen utilizar la CFM intravenosa en pulsos (de forma similar a lo que se hace en el LES y las vasculitis) y prolongar la inmunodepresión con fármacos menos tóxicos (micofenolato o azatioprina). Por otra parte, la base genética de los pacientes puede modificar su respuesta al tratamiento. En este sentido, Baretta y cols.[51] han observado una mala respuesta a la CFM oral en 33 pacientes con el polimorfismo T-889C de la IL-1. El patrón histológico de la EPI puede variar la respuesta al tratamiento. Así, Bouros y cols.[10] comprobaron que la mortalidad en pacientes con UIP duplicaba a la de NSIP (50 % *versus* 26 %) en un seguimiento de 12 años, independientemente de que estuvieran o no tratados con CFM.

Los glucocorticoides (GC) se han utilizado, junto con la CFM, en muchos de los trabajos mencionados y no está claramente establecido cuál es su papel en la EPI. Un estudio comparó el papel de las dosis bajas (10 mg/día) y las dosis altas (1 mg/kg/día) de PDN oral en pacientes tratados con CFM endovenosa (pulsos de 750 mg/m$^2$ mensuales durante seis meses y después cada dos meses hasta un año).[52] Al cabo de un año, sólo con las dosis altas de PDN hubo una mejoría radiológica de la CVF, de la DLco y de la disnea. Por el contrario, en un trabajo retrospectivo, los GC aislados y a dosis altas no aportaron ningún beneficio.[53] Por otro lado, se considera que los GCC a dosis iguales o superiores a 15 mg/día, incrementan el riesgo de crisis renal esclerodérmica. Los GC utilizados a dosis altas y durante poco tiempo, serían útiles al potenciar la acción inmumodepresora de la CFM al inicio del tratamiento. Se ha de vigilar de forma estrecha la eventual aparición de hipertensión arterial.

## 9.2  Otras opciones de tratamiento

*Micofenolato de mofetilo (MMF):* en casos aislados y estudios observacionales, el MMF ha obtenido una buena respuesta, aunque moderada, aplicado en formas precoces de alveolitis en pacientes con ES.[54,55] Actualmente se lleva a cabo un ensayo clínico para determinar su papel con precisión. Además del efecto inomodulador se han observado, *in vitro*, efectos antifibróticos: disminución de la producción de colágeno, de la contracción de la MEC y de la migración celular mediante la inhibición de mRNA de genes del colágeno (COL1A1 y COL1A2), un aumento de la síntesis de colagenasas (metaloproteinasa-1) y disminución de la α-actina de músculo liso por los miofibroblastos.[56]

Como se ha señalado, para tratar el componente fibrótico, hasta el momento sólo contamos con expectativas y una intensa labor de investigación sobre numerosos agentes potenciales (véase la tabla 1). Algunos de ellos (interferón, CAT-192 [antiTGF-β1], relaxina, tamoxifeno o pirfenidona) han sido desestimados.[50]

| Fármaco | Nivel de actuación | |
|---|---|---|
| Imatinib | Receptor de señal de PDGF | Fases I y II |
| CAT-192 | (Ac monoclonales AntiTGF-β1) | Terminado |
| Gc-1008 | TGF-β1, TGF-β2, TGF-β3 | (Sólo en fibrosis pulmonar y neoplasia) |
| Mycofenolato | COL1A1 y COL1A2 | Fases I y II |
| QAX576 | IL-13 | Fases I y II (pulmón objetivo secundario) |
| Rapamycin | TGF-β1 | Fases I y II (pulmón objetivo secundario) |
| Bosentán | $ET_A/ET_B$ | Fases II y III |
| Abatacept | CD28 | Fases I y II (pulmón objetivo secundario) |
| N-acetilcisteína | Estrés oxidativo | Terminado |

*Tabla 1. Algunos ensayos clínicos con fármacos antifibróticos en EPI asociada a ES.*
*PDGF: factor de crecimiento derivado de plaquetas; TGF: transforming growth factor;*
*COL1A1: gen del colágeno tipo I, α-1; COL1A2: gen del colágeno tipo I, α-2; IL-13: interleucina-13;*
*$ET_A/ET_B$: receptor de la endotelina A y B; CD28: molécula coestimuladora CD28.*

*Inmunoablación con o sin autotrasplante de progenitores de médula ósea:* los resultados del registro EBMT/EULAR que ha incluido 54 pacientes demuestran una mejoría libre de recidivas en dos terceras partes de los casos, con una mortalidad relacionada aceptable.[57] Respecto a la CVF no se modificó, si bien se mantuvo estable en los 36 meses de seguimiento. Se considera una opción válida sólo en pacientes con enfermedad grave y rápidamente progresiva.

*Trasplante pulmonar:* es la única alternativa para pacientes con EPI en situación terminal, si bien la experiencia al respecto es escasa. En este sentido, un estudio ha descrito la evolución de 54 enfermos con ES sometidos a trasplante pulmonar.[58] No existieron diferencias entre la evolución de estos trasplantes y los realizados por otras causas diferentes de la ES.

## 9.3 Selección de pacientes

En la actualidad no disponemos de criterios aceptados de forma unánime para la indicación de tratamiento de la EPI en la ES, aunque los datos disponibles sugieren que la respuesta será mejor en caso de alveolitis activa y de corta evolución. Tras la valoración inicial habrá que vigilar de forma más estrecha a los pacientes con datos sugestivos de EPI, en función de los criterios clínicos, funcionales, radiológicos, histológicos y pronósticos previamente descritos. Goh y cols.[59] proponen un algoritmo para la indicación del tratamiento, de fácil aplicación con criterios radiológicos y espirométricos para estimar la gravedad, la extensión y el pronóstico de la EPI. Además de valorar la intensidad del proceso, en un momento determinado, el parámetro más útil es el empeoramiento de las variables analizadas y la rapidez de su progresión, especialmente en los cinco primeros años desde el diagnóstico de la ES. Con independencia del protocolo utilizado en cada centro, en general la TCAR para la extensión y el EFR para la gravedad, la decisión de tratar al paciente deber ser individualizada y ha de contemplar la valoración de otras causas o comorbilidades que justifiquen el deterioro del paciente (HAP, conectivopatía asociada [miopatía, sarcoidosis...], infección o neoplasia concomitantes). Para ello, en casos seleccionados puede ser útil el LBA o incluso la biopsia pulmonar. Una vez establecida la existencia de alveolitis grave, extensa y progresiva, la opción más adecuada es la CFM. El protocolo en nuestro caso consiste en administrar seis pulsos mensuales y seis trimestrales de 750 mg de CFM. Si la situación del paciente lo requiere, se añaden tres pulsos iniciales de 1 g de metilprednisolona seguidos de corticoterapia oral a dosis decrecientes durante tres meses con especial atención a la aparición de datos de microangiopatía.

Los pacientes con EPI e HAP asociada requieren un seguimiento aún más estrecho y tratar de forma concomitante las dos complicaciones.[42,43] En cualquier caso, la HAP debe tratarse de forma idéntica a la HAP idiopática.

## BIBLIOGRAFÍA



1. Varga J. Systemic sclerosis. An update. Bull NYU Hosp Jt Dis 2008; 66: 198-202.

2. White B. Interstitial lung disease in scleroderma. Rheum Dis Clin N Am 2003; 29: 371-90.

3. Jacobsen S, Halberg P, Ullman S *et al*. A longitudinal study of pulmonary function in danish patients with systemic sclerosis. Clin Rheumatol 1997; 16: 384-90.

4. Steen VD, Owens GR, Fino GJ *et al*. Pulmonary involvement in systemic sclerosis (scleroderma). Arthritis Rheum 1985; 28: 759-67.

5. Morelli S, Barbieri C, Sgreccia A *et al*. Relationship between cutaneous and pulmonary involvement in systemic sclerosis. J Rheumatol 1997; 24: 81-5.

6. Okano Y, Medsger TA. Autoantibody to Th ribonucleoprotein (nucleolar 7-2 RNA protein particle) in patients with systemic sclerosis. Arthritis Rheum 1990; 33: 1822-828.

7. Briggs DC, Vaughan RW, Welsh KI *et al*. Immunogenetic prediction of pulmonary fibrosis in systemic sclerosis. Lancet 1991; 338: 661-62.

8. Varga JA, Trojanowska M. Fibrosis in systemic sclerosis. Rheum Dis Clin N Am 2008; 34: 115-43.

9. Harrison NK, Myers AR, Corrin B *et al*. Structural features of interstitial lung disease in systemic sclerosis. Am Rev Respir Dis 1991; 144: 706-13.

10. Bouros D, Wells AU, Nicholson AG *et al*. Histopathologic subsets of fibrosing alveolitis in patients with systemic sclerosis and their relationship to outcome. Am J Respir Crit Care Med 2002; 165: 1581-586.

11. Ostojic P, Matucci M, Silver R *et al*. Interstitial lung disease in systemic sclerosis. Lung 2007; 185: 211-20.

12. Cheema GS, Quismorio FP. Interstitial lung disease in systemic sclerosis. Curr Op Pul Med 2001; 7: 283-90.

13. Dalal S, Fischer A, Swigris JJ. Systemic sclerosis-related interstitial lung disease. Curr Resp Med Rev 2008; 4: 226-32.

14. Phan SH. The myofibroblast in pulmonary fibrosis. Chest 2002; 122: 286S-89S.

15. Kulasekaren P, Scavone CA, Rogers DS *et al*. Endothelin-1 and TGF-β independently induce fibroblast resistance to apoptosis via AKT activation. Am J Respir Cell Mol Biol 2009. doi:10.1165/rcmb.2008-0447OC.

16. Hashimoto N, Jin H, Liu T *et al*. Bone marrowderived progenitor cells in pulmonary fibrosis. J Clin Invest 2004; 113: 243-52.

17. Willis BC, DuBois RM, Borok Z. Epithelial origin of myofibroblasts during fibrosis in the lung. Proc Am Thorac Soc 2006; 3: 377-82.

18. Jain R, Shaul PW, Borok Z *et al*. Endothelin-1 induces alveolar epithelial-mesenchymal transition through endothelin type A receptor-mediated production of TGF-β1. Am J Respir Cell Mol Biol 2007; 37: 38-47.

19. Baroni SS, Santillo M, Bevilacqua F *et al*. Stimulatory autoantibodies to the PDGF receptor in systemic sclerosis. N Engl J Med 2006; 354: 2667-676.

20. Nishijima C, Hayakawa I, Matsushita T *et al*. Autoantibody against matrix metalloproteinase-3 in patients with systemic sclerosis. Clin Exp Imm 2004; 138: 357-63.

21. Selman M, King TE, Pardo A. Idiopathic pulmonary fibrosis: prevailing and evolving hypotheses about its pathogenesis and implications for therapy. Ann Intern Med 2001; 134: 136-51.

22. Franco de Carvalho E, Parra EW, De Souza R *et al*. Parenchymal and vascular interactions in the pathogenesis of nonspecific interstitial pneumonia in systemic sclerosis and idiopathic interstitial pneumonia. Respiration 2008; 76: 146-53.

23. Steen VD, Conte C, Owens GR *et al*. Severe restrictive lung disease in systemic sclerosis. Arthritis Rheum 1994; 37: 1283-289.

24. Arroliga AC, Podell DN, Matthay RA. Pulmonary manifestations of scleroderma. J Thorac Imaging 1992; 7: 30-45.

25. Sánchez Román J, Wichmann I, Salaberri J *et al*. Multiple clinical and biological autoimmune manifestations in 50 workers after professional exposure to silica. Ann Rheum Dis 1993; 52: 534-38.

26. Warrick JH, Bhalla M, Schabel SI *et al*. High resolution computer tomography in early lung disease. J Rheumatol 1991; 18: 1520-528.

27. Bjerke RD, Tashkin DP, Clements PJ *et al*. Small airways in progressive systemic sclerosis (PSS). Am J Med 1979; 66: 201-09.

28. Steen V, Medsger Jr TA. Predictors of isolated pulmonary hypertension in patients with systemic sclerosis and limited cutaneous involvement. Arthritis Rheum 2003; 48: 516-22.

29. Valenzuela F, Martín Juan J, Sánchez Román J *et al*. Factores que influyen en la homogeneidad interlobar al lavado broncoalveolar en pacientes con colagenopatías. Arch Bronconeumol 1996; 32 (supl 2): 72.

30. Kon OM, Daniil Z, Black CM *et al.* Clearance of inhaled technetium-99m-DTPA as a clinical index of pulmonary vascular disease in systemic sclerosis. Eur Respir J 1999; 13: 133-36.

31. Richard M, Cox D, Earle L *et al.* Abnormal uptake of Tc-99m MIBI, a novel myocardial-imaging agent, in the lungs of patient with systemic sclerosis. Clin Nucl Med 1998; 23: 19-25.

32. Branley HM, Du Bois RM, Wells AU *et al.* PET scanning of macrophages in patients with scleroderma fibrosing alveolitis. Nuc Med Biol 2008; 35: 901-09.

33. Avila JJ, Lympany PA, Pantelidis P *et al.* Fibronectin gene polymorphisms associated with fibrosing alveolitis in systemic sclerosis. Am J Respir Cell Mol Biol 1999; 20: 106-12.

34. Diot E, Lesire V, Guilmot JL *et al.* Systemis sclerosis and occupational risk factors: a case-control study. Occup Environ Med 2002; 59: 545-49.

35. Kodera M, Hasegawa M, Komura K *et al.* Serum pulmonary and activation-regulated chemokine/CCL18 levels in patients with systemic sclerosis: a sensitive indicator of active pulmonary fibrosis. Arthritis Rheum 2005; 52: 2889-896.

36. Hasegawa M, Fujimoto M, Kikuchi K *et al.* Elevated serum tumor necrosis factor-α levels in patients with systemic sclerosis: association with pulmonary fibrosis. J Rheumatol 1997; 24: 663-65.

37. Sánchez Román J, Opitz CF, Kowal-Bielecka *et al.* Screening for PHA in patients with systemic sclerosis: focus on Doppler echocardiography. Rheumatology 2008; 47: v33-v35.

38. Castillo Palma MJ, Sánchez Román J, Ocaña Medina C *et al.* Sarcoidosis en una paciente con esclerosis sistémica. Med Clin (Barc) 1999; 112: 597-98.

39. Peters-Golden M, Wise RA, Hochberg MC *et al.* Carbon monoxide diffusing capacity as predictor of outcome in systemic sclerosis. Am J Med 1984; 77: 1027-034.

40. Morgan C, Knight C, Lunt M *et al.* Predictors of end stage lung disease in a cohort of patients with scleroderma. Ann Rheum 2003; 62: 146-50.

41. Koh ET, Gladman DD, Abu-Shakra M. Pulmonary hypertension in systemic sclerosis: an analysis of 17 patients. Br J Rheumatol 1996; 35: 989-93.

42. Chang B, Wigley FM, White B *et al.* Scleroderma patients with combined pulmonary hypertension and interstitial lung disease. J Rheumatol 2003; 30: 2398-405.

43. Condliffe R, Kiely DG, Peacock AJ *et al.* Connective tissue disease associated pulmonary hypertension in the modern era. Am J Respr Crit Care Med 2009; 179: 151-57.

44. Denton CP. Therapeutic targets in systemic sclerosis. Arthritis Res Ther 2007; 9 (suppl 2): S6.

45. Kowal-Bielecka O, Landewé R, Avouac J *et al.* EULAR recommendations for the treatment of systemic sclerosis: a report from the EULAR Scleroderma Trials and Research group (EUSTAR). Ann Rheum Dis 2009 doi:10.1136/ ard.2008.096677.

46. White B, Moore WC, Wigley FM *et al.* Cyclophosphamide is associated with pulmonary function and survival benefit in patients with scleroderma and alveolitis. Ann Intern Med 2000; 132: 947-54.

47. Tashkin DP, Elashoff R, Clements PJ *et al.* Cyclophosphamide *versus* placebo in scleroderma lung disease. N Engl J Med 2006; 354: 2655-666.

48. Hoyles RK, Ellis RW, Wellsbury J *et al.* A multicenter, prospective, randomized, double-blind, placebo-controlled trial of corticosteroids and intravenous cyclophosphamide followed by oral azathioprine for the treatment of pulmonary fibrosis in scleroderma. Arthritis Rheum 2006; 54: 3962-970.

49. Tashkin DP, Elashoff R, Clements PJ *et al.* Scleroderma Luna Study Research Group. Effects of 1-year treatment with cyclophosphamide on outcomes at 2 years in scleroderma lung disease. Am J Respir Crit Care Med 2007; 176: 1026-034.

50. Wells AU, Latsi P, McCune WJ. Daily cyclophosphamide for scleroderma: are patients with the most to gain underrepresented in this trial? Am J Respir Crit Care Med 2007; 176: 952-53.

51. Beretta L, Cappiello F, Barili M *et al.* T-889C IL-1α promoter polymorphism influences the response to oral cyclophosphamide in scleroderma patients with alveolitis. Clin Rheumatol 2007; 26: 88-91.

52. Pakas I, Ioannidis JP, Malagari K *et al.* Cyclophosphamide with low or high dose prednisolone for systemic sclerosis lung disease. J Rheumatol 2002; 29: 298-304.

53. Steen VD, Lanz JK Jr, Conte C *et al.* Therapy for severe interstitial lung disease in systemic sclerosis. A retrospective study. Arthritis Rheum 1994; 37: 1290-296.

54. Gerbino AJ, Goss CH, Molitor JA. Effect of mycophenolate mofetil on pulmonary function in scleroderma-associated interstitial lung disease. Chest 2008; 133: 455-60.

55. Zamora AC, Wolters PJ, Collard HR *et al.* Use of mycophenolate mofetil to treat scleroderma-associated interstitial lung disease. Respir Med 2008; 102: 150-55.

**56.** Roos N, Poulalhon N, Farge D *et al.* *In vitro* evidence for a direct antifibrotic role of the immunosuppressive drug mycophenolate mofetil. J Pharmacol Exp Ther 2007; 321: 583-89.

**57.** Farge D, Passweg J, van Laar JM *et al.* Autologous stem cell transplantation in the treatment of systemic sclerosis: report from the EBMT / EULAR Registry. Ann Rheum Dis 2004; 63: 974-81.

**58.** Shitrit D, Amital A, Peled N *et al.* Lung transplantation in patients with scleroderma: case series, review of the literature, and criteria for transplantation. Clin Transplant. Epub 2009.

**59.** Goh NS, Desai SR, Veeraraghavan S *et al.* Interstitial lung disease in systemic sclerosis: a simple staging system. Am J Respir Crit Care Med 2008; 177: 1248-254.

# Capítulo 9

# Enfoque actual del diagnóstico, pauta terapéutica y seguimiento del paciente con esclerosis sistémica (esclerodermia)

M. V. Egurbide Arberas, S. Eguiluz Castañón, A. M. Bielsa Masdeu

Servicio de Medicina Interna
Hospital de Cruces
Barakaldo (Bizkaia)

*Dirección para correspondencia*
Hospital de Cruces
Dra. M. V. Egurbide Arberas
mvictoria.egurbidearberas@osakidetza.net

# 1 Diagnóstico

## 1.1 *Introducción*

La esclerosis sistémica (ES) o esclerodermia es una enfermedad autoinmune crónica caracterizada por alteraciones vasculopáticas, inflamación y fibrosis. Tiene un curso clínico impredecible que puede afectar a órganos diferentes, por lo que su diagnóstico, tratamiento y pronóstico pueden ser complejos. Cuando la enfermedad está plenamente desarrollada y presenta los síntomas más habituales –fenómeno de Raynaud (FR), induración cutánea, alteración esofágica o fibrosis pulmonar–, el diagnóstico es sencillo. Pero a menudo el diagnóstico resulta más difícil porque sus síntomas son inespecíficos y con frecuencia se hace tardíamente, circunstancia que no se ha modificado en los últimos 30 años.[1] Sin embargo, los avances más recientes en el conocimiento de la historia natural y la fisiopatología de la ES, así como el desarrollo de técnicas capaces de detectar determinadas afecciones orgánicas y los diferentes autoanticuerpos han mejorado el diagnóstico de la enfermedad.

En 1980, el American College of Rheumatology[2] estableció unos criterios de clasificación con el propósito de homogeneizar los pacientes que se introducen en los estudios de investigación, criterios basados exclusivamente en la afección cutánea e intersticial pulmonar. Con frecuencia, se utilizan estos criterios para establecer un diagnóstico, quedando excluidos un número importante de pacientes que presentan otras manifestaciones de la misma enfermedad.[3] LeRoy y Medsger propusieron después una nueva clasificación[4] que permite reconocer pacientes afectos de una enfermedad heterogénea que pueden tener una patogenia, unas necesidades de tratamiento y un pronóstico diferentes. La extensión de la afección cutánea define las dos formas clínicas más representativas –difusa y limitada–, pero la incorporación de la capilaroscopia y los autoanticuerpos facilitan identificar otras formas clínicas de la ES en las que la afección cutánea no está presente de forma significativa. La pregunta de si la forma difusa y la forma limitada son enfermedades distintas o representan diferentes fenotipos de la misma enfermedad sigue sin respuesta, pero la transición de una a otra es excepcional y la relación de los anticuerpos antitopoisomerasa 1 y anticentrómero con cada una de ellas sugiere que la subdivisión puede identificar subtipos patogénicamente diferentes.[5]

## 1.2   Enfoque actual

La afección cutánea es la manifestación clínica más característica de la esclerodermia, pero el FR es el síntoma inicial más frecuente, y a menudo pasan varios años antes de que aparezcan más síntomas que permitan reconocer la enfermedad plenamente desarrollada. Por otro lado, la afección cutánea puede no guardar relación con la gravedad de las afecciones viscerales orgánicas,[6] y, en ocasiones, se presentan afecciones viscerales aisladas de las que es difícil diagnosticar su origen sin el apoyo de los autoanticuerpos. Todo ello hace que la definición óptima de los subtipos de ES siga siendo objeto de estudio y debate.[7]

La clasificación clínica de la ES (véase la tabla 1)[8] tiene mayor utilidad en la práctica clínica. Se diferencia entre:

- ES con esclerodermia difusa
- ES con esclerodermia limitada
- Preesclerodermia
- ES sin esclerodermia

---

**Preesclerodermia**
- Fenómeno de Raynaud
- Alteraciones capilaroscópicas
- Anticuerpos antinucleares positivos
- Lesiones isquémicas digitales

**ES con esclerodermia limitada**
- Fenómeno de Raynaud de varios años de evolución
- Afección cutánea limitada a manos, cara o antebrazos
- Presencia tardía de afección visceral
- Anticuerpos anticentrómero (70-80 %)
- Capilaroscopia: megacapilares, asas dilatadas sin pérdida capilar

**ES con esclerodermia difusa**
- Fenómeno de Raynaud de aparición reciente
- Afección cutánea de tronco y partes acras
- Presencia temprana de afección visceral
- Anticuerpos antitopoisomerasa 1 (30 %)
- Capilaroscopia: asas dilatadas y pérdida capilar

**ES sin esclerodermia**
- Fenómeno de Raynaud ±
- No afección de la piel
- Afección visceral (pulmonar, cardíaca, renal o digestiva)
- Anticuerpos antinucleares positivos

---

*Tabla 1. Clasificación de la esclerosis sistémica según sus formas clínicas. Vilardell M. y Fonollosa V., en Farreras Rozman ed. Medicina Interna, 16.ª ed. Elsevier, 2009.*

El diagnóstico de las formas difusa y limitada de ES se sospecha por la presencia de una piel dura y engrosada con una distribución típica: sin sobrepasar los codos o las rodillas, la cara y la zona del escote en las formas limitadas, mientras que en las formas difusas sobrepasa codos y rodillas y se produce también afección de la piel del tronco. Se confirma con la existencia de manifestaciones extracutáneas, alteraciones capilaroscópicas y autoanticuerpos característicos. La biopsia de piel no es necesaria, excepto en caso de duda con procesos seudoesclerodermiformes. En fases iniciales de la enfermedad predomina la inflamación, son frecuentes las artralgias y los dolores osteomusculares, y se puede confundir con otros procesos inflamatorios autoinmunes. La afección cutánea se inicia en los dedos, las manos y la cara, pero con intensidad variable y generalmente progresión más lenta en la forma limitada. La presencia de roces tendinosos sobre muñecas, codos, rodillas y tobillos orienta hacia una forma difusa de ES, y puede haber prurito, telangiectasias, calcinosis o alteraciones de la pigmentación cutánea.

Sin embargo, la primera manifestación de la ES en más del 90 % de los casos es el FR,[9] que puede preceder en años al desarrollo de la enfermedad, sobre todo en la forma clínica limitada (5-15 o más años). En consecuencia, y sobre todo en personas de edad media que presenten un FR grave con lesiones isquémicas o úlceras, además de una historia clínica detallada, es necesario realizar una capilaroscopia y un perfil de autoanticuerpos que permiten confirmar un diagnóstico de preesclerodermia.

Un subgrupo distinto lo constituyen los pacientes, alrededor de un 10 %, que tienen afección visceral por ES, pero sin afección cutánea (ES sin esclerodermia). En estos casos, el diagnóstico se basa en las características clínicas de la afección visceral y la presencia de autoanticuerpos específicos, la capilaroscopia no siempre muestra alteraciones y, con frecuencia, se necesitan biopsias del órgano u órganos afectados para asegurar el diagnóstico.


## 1.3   Capilaroscopia

La capilaroscopia nos permite visualizar la morfología de las asas capilares del lecho ungueal. Constituye una técnica sencilla y bien establecida para predecir una patología autoinmune subyacente en pacientes con FR.[10] Se realiza sobre el lecho ungueal de los dedos segundo a quinto de ambas manos, habitualmente sobre el cuarto y quinto dedos, que permiten la mejor visualización. La presencia de alteraciones en la morfología de la microcirculación con dilataciones-megacapilares, microhemorragias o áreas con escaso número de capilares orientan hacia el diagnóstico de ES con una alta sensibilidad y especificidad,[11] considerándose la traducción capilaroscópica de la afección vascular de esta enfermedad. Se han descrito diferentes patrones capilaroscópicos[10] en relación con los distintos estadíos evolutivos de la enfermedad: un patrón «precoz» en el que coexisten capilares normales y capilares aumentados de tamaño de forma simétrica y homogénea (megacapilares), un patrón «activo» con megacapilares, microhemorragias, desorganización de la arquitectura capilar normal en empalizada y pérdida de capilares, y un patrón

*Figura 1. Capilaroscopia normal.*

«tardío» en el que predomina la escasez de capilares (áreas avasculares), la desestructuración de los mismos y, en ocasiones, ramificaciones capilares o arbustos expresión de neoangiogénesis (véanse las figuras 1 y 2).

La capilaroscopia periungueal es especialmente útil en los pacientes con FR como único síntoma, en los que la presencia de alteraciones capilaroscópicas permite sospechar el origen autoinmune del mismo,[12] contribuyendo tanto a un diagnóstico y tratamiento precoces como a predecir posibles afecciones posteriores, ya que el FR puede preceder en varios años de manifestaciones de la enfermedad especialmente en la forma limitada. Además, la extensión y los cambios morfológicos de la microangiopatía detectada por capilaroscopia se relacionan con la gravedad de la enfermedad y el pronóstico. Por todo ello, en la actualidad, se considera que los resultados del estudio capilaroscópico debieran incluirse entre los criterios para el diagnóstico de la ES.[13,14]

Existen otras técnicas para visualizar la vasculopatía de la ES (ecografía Doppler, angioresonancia magnética de alta resolución –microRM–, etc.), pero su empleo está menos generalizado.

## 1.4   Autoanticuerpos

La presencia de autoanticuerpos característicos ayuda al diagnóstico de la ES, se asocia con manifestaciones clínicas específicas y puede aportar información pronóstica. Estos autoanticuerpos se hallan presentes en más del 95 % de los pacientes incluso antes de iniciarse los síntomas específicos, y permanecen a lo largo de la evolución de la enfermedad. Son marcadores de diferentes subtipos clínicos, y se supone que pueden expresar distintos subtipos genéticos e incluso etiológicos.[15] Las dianas de los anticuerpos son componentes específicos de la célula: proteínas centroméricas, proteínas ribonucleares, topoisomerasa y enzimas RNA polimerasa. Además, se han identificado varios «nuevos» autoanticuerpos «no nucleares» (anticuerpos anticélula endotelial, antimatriz de metaloproteinasas y antireceptor del factor de crecimiento plaquetario) no relacionados con los subtipos clínicos ni genéticos, pero que pueden influir en el daño vascular y en la fibrosis.

Los principales autoanticuerpos (Ac) frente a autoantígenos nucleares (ANA) asociados con la ES son cuatro: anticentrómero (ACA), antitopoisomerasa1 (antitopo 1, inicialmente denominado antiScl 70), antiTh/To y antiRNA polimerasa III (antiRNAP III). Estas cuatro especificidades representan el 75-80 % de los ANA en la ES, con una frecuencia media del 30 % para los ACA y los antitopo 1, del 15 % los anticuerpos antiRNAP III y del 5 % los antiTh/To.[16] Sin embargo, existen amplias diferencias geográficas y raciales, como lo demuestran estudios realizados en nuestro medio.[17,18] Además, existen otros autoanticuerpos (antiPm-Scl, anti U1 RNP, anti U3 RNP y anti Ku) relacionados con formas de ES asociadas a otras manifestaciones autoinmunes como la miositis, etc.

Los *ACA* presentan un patrón de fluorescencia moteado puntiforme nuclear característico que se modifica en mitosis. El principal autoantígeno reconocido es el CenpB en más del 95 % de los casos. Los ACA se asocian con la forma limitada de ES (60-90 %), con la hipertensión arterial pulmonar y la calcinosis; con menor frecuencia están presentes en la forma difusa, la cirrosis biliar primaria, el lupus eritematoso sistémico y otras enfermedades autoinmunes.

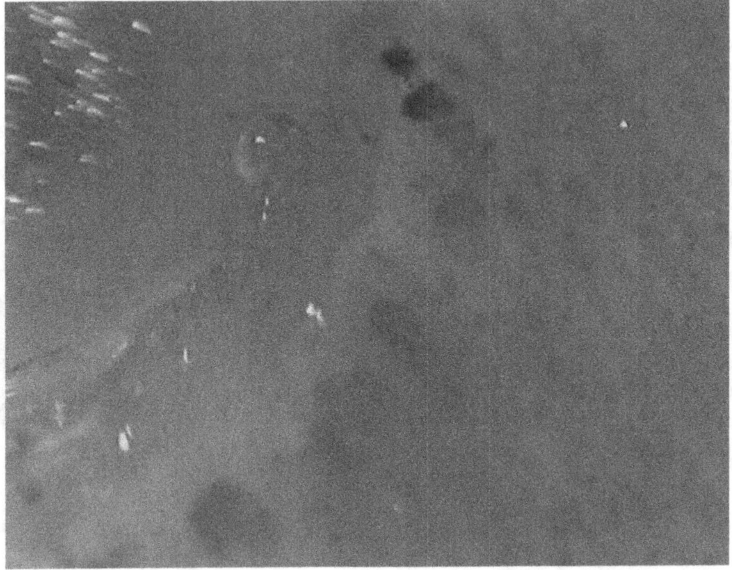

*Figura 2. Capilaroscopia anormal.*

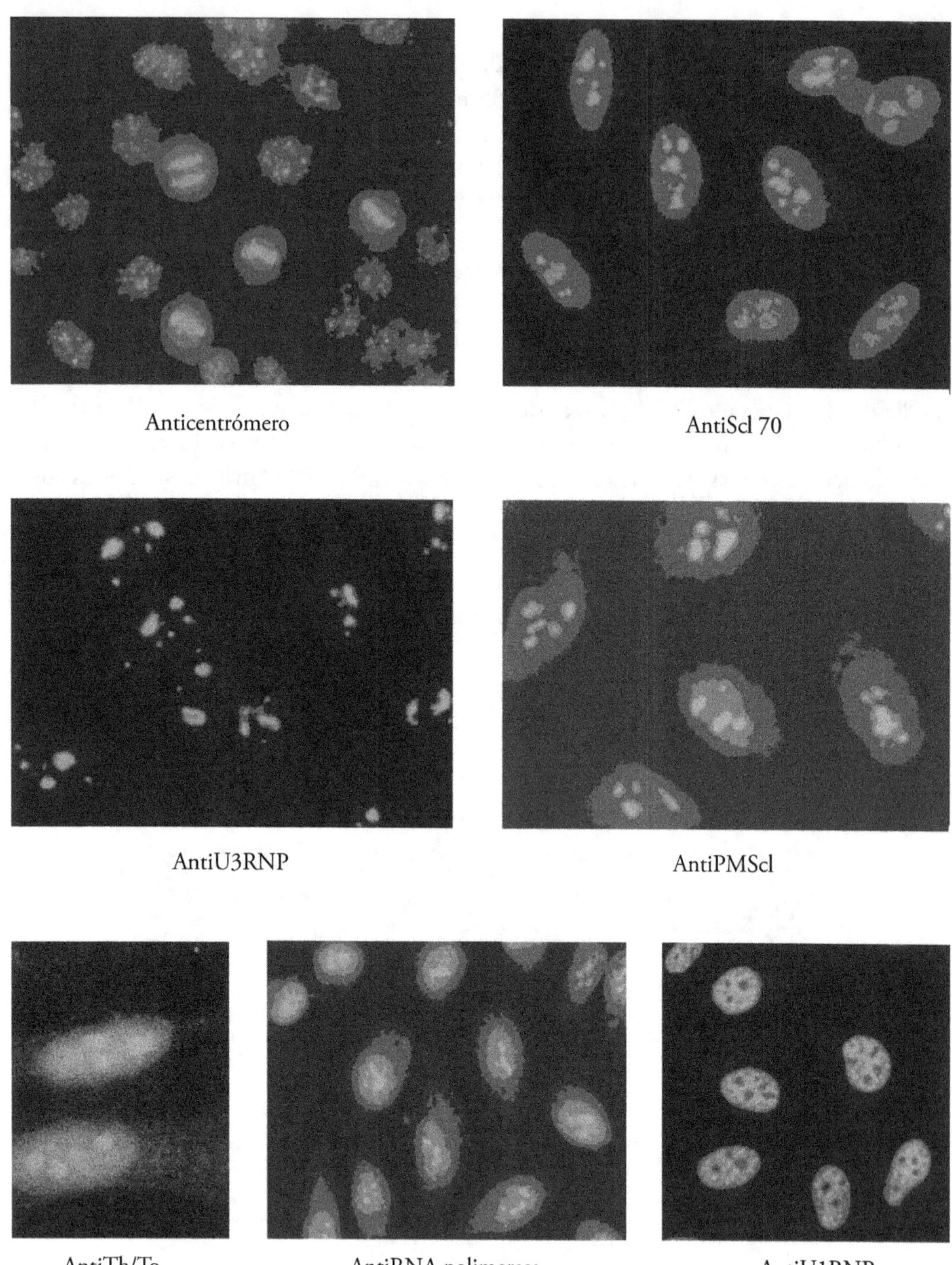


*Figura 3. Autoanticuerpos en la ES: patrón de fluorescencia*

Los anticuerpos antitopo 1, antiRNAP III y antiTh/To se asocian con un patrón de fluorescencia nucleolar, debiendo confirmarse su especificidad. Hay que tener en cuenta que pueden no detectarse cuando el cribado de los ANA no se realiza por inmunofluorescencia indirecta.

Los *Ac antitopo 1* son altamente específicos de la forma difusa, se hallan presentes en el 20-60 % de los casos y se asocian con un mayor riesgo de neumopatía intersticial. Los títulos altos se relacionan con afecciones cutáneas más extensas, con la actividad de la enfermedad y la crisis renal.

Los *Ac antiRNAP III* se consideran específicos de la ES, pero sólo están presentes en el 4-20 % de los casos, según el origen étnico. Se relacionan con la afección cutánea difusa de inicio más tardío pero más rápido, el desarrollo de contracturas musculares importantes, el elevado riesgo de crisis renal y la mayor mortalidad.

Los *Ac antiTh/To* se confirman por inmunoprecipitación o inmunobloting, pero es una técnica compleja y habitualmente no disponible en los laboratorios. Se han descrito en el 2-13 % de los pacientes con la forma limitada de la enfermedad que desarrollan fibrosis pulmonar en fases iniciales y además presentan más tarde una hipertensión arterial pulmonar, y están relacionados con un menor riesgo de padecer úlceras digitales.

También presentan un patrón nucleolar en la inmunofluorescencia directa sobre células Hep-2:

Los *Ac antiPm-Scl* están relacionados con los síndromes de superposición, con miositis como forma de comienzo, acrosteolisis y fibrosis pulmonar, siendo menor la afección digestiva.

Los *Ac antiU3RNP* se relacionan con formas difusas de la enfermedad, con la raza afroamericana. Se asocian con alteraciones cutáneas de hiperhipopigmentación, afección muscular severa, contractura de grandes articulaciones y riesgo de hipertensión arterial pulmonar.

Los *Ac anti-Ku* se relacionan con un subgrupo de pacientes que presentan miositis y afección esofágica.[19]

Los *Ac anti-U1RNP* presentan un patrón moteado reticular, relacionado con la «clásica» enfermedad mixta del tejido conectivo (EMTC) y con formas limitadas de ES en pacientes de raza negra que presentan síntomas articulares y miositis principalmente.

En su conjunto, los anticuerpos son buenos predictores del curso y del tipo de afección clínica en la ES (véase la tabla 2).


## 1.5  *Aproximación diagnóstica por órganos*

Además de las características de la afección cutánea, los hallazgos capilaroscópicos de la microcirculación y los autoanticuerpos, determinadas manifestaciones extracutáneas su-

| Anticuerpo | Forma clínica | Afección orgánica |
|---|---|---|
| Topoisomerasa 1 (Scl70) | Difusa | Fibrosis pulmonar Cardíaca |
| Centrómero (Cenp B) | Limitada | HAP Úlceras digitales |
| RNA polimerasa III | Difusa | Crisis renal Cutánea grave |
| Th/To | Limitada | Fibrosis pulmonar + HAP |
| Pm-Scl | S. superposición | Miositis Fibrosis |
| U3-RNP | Difusa | Miositis HAP |
| U1-RNP | Limitada EMTC | Miositis Articular |
| Ku | | Miositis Digestiva |

*Tabla 2. Autoanticuerpos en la esclerosis sistémica.*
*EMTC: enfermedad mixta del tejido conectivo; HAP: hipertensión arterial pulmonar.*[20]

gieren o sustentan el diagnóstico de ES. De forma general, en la forma limitada de ES predomina la afección digestiva y la hipertensión arterial pulmonar (HAP) de aparición tardía, generalmente después de más de 10 años del inicio de la enfermedad; mientras que la forma difusa presenta su actividad máxima durante los primeros años, siendo frecuente la afección intersticial pulmonar (EPID), la cardíaca y, con menos frecuencia, la crisis renal. Pero cualquiera de las diferentes manifestaciones orgánicas puede aparecer en las distintas formas de la enfermedad. En la tabla 3 se muestran los resultados de un estudio multicéntrico de la primera manifestación orgánica (aparte del FR) en más de 3.500 pacientes.[21]

– La presencia de pirosis, síntomas de reflujo gastroesofágico o disfagia son síntomas de la alteración de la motilidad esofágica, la más frecuente y, a menudo, la primera afección visceral en manifestarse. La manometría esofágica o un esofagograma baritado confirmarán el diagnóstico. Puede afectarse cualquier parte del tracto digestivo y presentar alteraciones del ritmo intestinal, episodios suboclusivos, cuadros de malabsorción o enfermedad anorrectal.[22]

– La aparición de hipertensión arterial con o sin insuficiencia renal es un signo de alarma de afección renal, y una crisis renal esclerodérmica puede ser la forma de debutar la enfermedad. También puede manifestarse con una pérdida rápida de la función renal sin hipertensión arterial. Es más frecuente en la forma difusa de la enfermedad, en las fases iniciales, y en pacientes con anticuerpos antiRNAP III, aunque puede presentarse también en pacientes con otros perfiles de autoanticuerpos y en la forma limitada de ES.[23] El tratamiento con dosis elevadas de esteroides es un factor de riesgo conocido de crisis renal. Asimismo, pueden presentarse alteraciones del sedimento urinario, proteinuria leve y deterioro de la función renal secundarios a patología intersticial, vasculopatía crónica o enfermedad glomerular, sin hipertensión maligna.

– El pulmón es un órgano diana tanto en el tejido pulmonar como en la circulación pulmonar. Se producen alteraciones en más del 70 % de los pacientes por lo general de forma aislada, y la afección de cada una de ellas es responsable en la actualidad de la principal causa de muerte en la ES.[24] La disnea puede ser el síntoma inicial de una EPID en un paciente diagnosticado previamente de ES, sobre todo si padece una forma difusa con anticuerpos antitopo 1 o antiTh/To; pero, en ocasiones, la afección intersticial no se acompaña de alteraciones cutáneas (ES sin esclerodermia). La exploración funcional respiratoria con un patrón funcional restric-

|  | Forma difusa<br>1.349 pacientes | Forma limitada<br>2.101 pacientes |
|---|---|---|
| Ac antitopo 1 | 60,80 % | 23,40 % |
| ACA | 6,00 % | 46,70 % |
| Fenómeno de Raynaud | 96,10 % | 95,90 % |
| Úlceras digitales | 42,70 % | 32,90 % |
| Esófago | 68,20 % | 66,80 % |
| Estómago | 26,60 % | 22,80 % |
| Intestino | 22,50 % | 21,70 % |
| Crisis renal | 4,20 % | 1,10 % |
| Fibrosis pulmonar | 53,40 % | 34,70 % |
| HAP | 5,90 % | 9,20 % |
| Corazón (sintomático) | 20-25 % | 20-25 % |

*Tabla 3. Prevalencia de manifestaciones orgánicas. Walker UA et al. Ann Rheum Dis 2007; 66: 754-63.*

tivo, la tomografía axial computarizada de alta resolución (TACAR) y, ocasionalmente, la biopsia pulmonar, junto con el estudio inmunológico y capilaroscópico, facilitarán el diagnóstico. La afección vasculopática pulmonar es más frecuente en los pacientes con la forma clínica limitada, aparece tardíamente y conduce a una hipertensión arterial pulmonar (HAP) de consecuencias fatales. Es necesario, por lo tanto, mantener un elevado grado de sospecha y realizar un ecocardiograma Doppler transtorácico para confirmar esta posibilidad, y a continuación, llevar a cabo los procedimientos diagnósticos necesarios (incluido cateterismo cardíaco) para confirmar el diagnóstico de HAP.

– La pericarditis sintomática con derrame de intensidad variable aparece en el 7-20 % de los pacientes con ES, y existe una relación entre su presencia y el desarrollo de crisis renal. La presencia de arritmias y de disfunción ventricular sistólica o diastólica no es infrecuente en la forma clínica difusa, y se diagnostican mediante electrocardiograma o ecocardiograma. Más habitual es la afección subclínica,[25] detectable mediante ecocardiografía Doppler y donde la TAC multicorte o la resonancia magnética cardíaca pueden ser de gran utilidad. Con frecuencia, la afección cardíaca es poco sintomática, pero resulta muy frecuente en los estudios necrópsicos y es causa de muerte principal junto con la patología pulmonar.[24]

– La afección musculoesquelética es frecuente y variada, con artralgias-artritis, contracturas en flexión, acrosteolisis o neuropatías por atrapamiento. Los roces tendinosos son frecuentes en la forma difusa, y se asocian con la presencia de complicaciones viscerales. La debilidad muscular con miositis aparece con mayor frecuencia en determinados subtipos de pacientes con anticuerpos antiPm-Scl, antiU1-3RNP o antiKu.

– Disfunción eréctil, síndrome seco, neuropatías craneales, periféricas o autonómicas o dispareunia son manifestaciones de afecciones extracutáneas de la ES que habitualmente aparecen cuando la enfermedad está del todo desarrollada, lo que facilita su diagnóstico.


## 1.6  Diagnóstico diferencial

El FR, la neumopatía intersticial y la hipertensión pulmonar que se presentan de forma aislada plantean un reto diagnóstico inicial. La combinación de síntomas y signos junto con los procedimientos diagnósticos citados permitirán realizar el diagnóstico de ES.

La afección cutánea aislada puede ser difícil de distinguir de otros cuadros esclerodermiformes (véase la tabla 4) de origen diverso, con una evolución clínica variable desde leve a muy grave, por lo que es necesario hacer un diagnóstico correcto para establecer un tratamiento adecuado. El FR y sus hallazgos capilaroscópicos, los autoanticuerpos, la distribución de la afección cutánea y, en ocasiones, la biopsia de piel permiten confirmar el diagnóstico.[26]

- Esclerodermia localizada
- Escleromixedema
- Escleredema de Buschke
- Fibrosis sistémica nefrogénica
- Fascitis eosinofílica
- Enfermedad injerto contra huésped
- Síndrome de POEMS
- Amiloidosis
- Endocrinopatías: hipotiroidismo, diabetes mellitus, síndrome carcinoide
- Sustancias químicas: síndrome del aceite tóxico, cloruro de polivinilo, disolventes orgánicos, etc.
- Fármacos: antineoplásicos, pentazocina, L-triptófano, vitamina B12, etc.
- Otros: síndrome de Werner, porfiria cutánea tarda, fenilcetonuria, etc.

*Tabla 4. Afecciones pseudoesclerodermiformes. Foti R et al. Autoimmunity Rev 2008; 7: 331-39.*

## 1.7 Resumen

- El diagnóstico de ES se fundamenta en hallazgos clínicos característicos (véase la tabla 5).
- La distribución de la afección cutánea diferencia las dos formas clínicas clásicas de la enfermedad.
- La capilaroscopia y los autoanticuerpos permiten identificar un grupo de pacientes que no presentan una ES plenamente desarrollada.
- El perfil inmunológico orienta el diagnóstico y el pronóstico de la enfermedad.
- La biopsia cutánea puede ser necesaria en caso de síndromes seudoesclerodermiformes.

## 2 Tratamiento

### 2.1 Generalidades

El diagnóstico preciso de la forma clínica de ES, el estadio evolutivo y la identificación de las afecciones orgánicas de cada paciente, así como el compromiso de éste para cumplir los controles periódicos necesarios, constituyen la primera fase del tratamiento de una enfermedad incurable pero no intratable. El tratamiento de la ES necesita además un equipo multidisciplinar que permita cuidar simultáneamente las afecciones orgánicas y la repercusión sociolaboral y psicológica de la enfermedad. Medidas de autoprotección frente al frío y los cambios de temperatura que desencadenan episodios de FR, fisioterapia sobre la afección dérmica y la prevención de contracturas, dejar de fumar y proporcionar apoyo

- Historia clínica: fármacos, exposición a tóxicos, síntomas asociados
- Exploración física: TA, IRm
- Analítica: hemoglobina, creatinina, CK, VSG
- Inmunología: ANA, ACA, antitopo 1
- Capilaroscopia
- ECG
- Radiografía de tórax
- Exploración funcional respiratoria
- Ecocardiograma Doppler
- Esofagograma / Manometría esofágica

*Tabla 5. Valoración diagnóstica inicial. TA: tensión arterial; IRm: índice de Rodnan modificado; CK: creatinfosfoquinasa; VSG: velocidad de sedimentación globular; ANA: anticuerpos antinucleares; ACA: anticuerpos anticentrómero; antitopo1 = anticuerpos antitopoisomerasa 1; ECG = electrocardiograma.*

psicológico cuando sea preciso son aspectos esenciales del tratamiento. La combinación de un tratamiento inmunomodulador «de fondo» que modifique la evolución de la enfermedad con el tratamiento de las afecciones orgánicas es la estrategia más adecuada. Los mayores avances se han producido en el tratamiento de las complicaciones vasculares, y se investiga activamente con inhibidores de las citocinas profibróticas (inhibidores del factor de crecimiento plaquetario, antagonistas de la tirosín-quinasa, etc.), pero todavía no disponemos de fármacos que corrijan la fibrosis establecida ni modifiquen el trastorno inmune original. Se ha realizado trasplante de médula ósea a pacientes con forma difusa de gran actividad, pero es un tratamiento todavía en fase experimental.[27]

## 2.2   Tratamiento farmacológico

Dirigido individualmente para cada paciente, incluye el tratamiento de la afección vasculopática y fibrótica producida por la enfermedad según la forma clínica y las afecciones orgánicas. Recientemente, el grupo EUSTAR[28] ha publicado unas recomendaciones basadas en la evidencia disponible en la actualidad.

### 2.2.1   Tratamiento de la afección cutánea y musculoesquelética

En fases iniciales de la enfermedad, sobre todo en la forma clínica difusa, con frecuencia existe un componente inflamatorio importante. Los corticoides (prednisona) a dosis bajas, inferiores a 10-15 mg/día, disminuyen el dolor y la inflamación en caso de artritis o inflamación cutánea o muscular, no debiéndose emplear dosis más elevadas por el riesgo de desarrollo de una crisis renal esclerodérmica. El metotrexate administrado por vía oral (7,5-10 mg/semana) o por vía subcutánea (15 mg/semana) ha demostrado eficacia en las fases precoces de la forma clínica difusa.[29] También se ha utilizado ciclofosfamida, azatioprina, ciclosporina o micofenolato a las dosis habituales, pero la experiencia es menor.

### 2.2.2   Tratamiento del fenómeno de Raynaud y de las úlceras digitales

Los bloqueadores de los canales del calcio (nifedipino 20-30 mg/día) constituyen el tratamiento de elección inicial, mientras que los resultados con diltiazem son más contradictorios. El losartán ha demostrado disminuir la frecuencia e intensidad de los episodios de Raynaud. Los prostanoides intravenosos son eficaces para el tratamiento de las úlceras digitales, siendo el iloprost (2-5 µg/kg/minuto durante tres a cinco días) el prostanoide utilizado en diferentes estudios. El bosentán, un antagonista de los receptores de la endotelina (62,5 mg / 12 h por vía oral durante cuatro semanas y posteriormente 125 mg / 12 h), ha demostrado disminuir la aparición de nuevas úlceras,[30] siendo el tratamiento indicado en los pacientes sin respuesta a los calcioantagonistas. Se administran antibióticos (quinolonas, amoxicilina-clavulánico, preferiblemente según el resultado del cultivo y el antibiograma) en caso de existir sobreinfección de las úlceras, lo que dificulta su cicatrización. No existen estudios concluyentes sobre el empleo de antiagregantes plaquetarios ni sobre la eficacia de la anticoagulación en las úlceras.

### 2.2.3   Tratamiento de la afección esofágica y gastrointestinal

Los inhibidores de la bomba de protones (IBP) se utilizan para tratar los síntomas esofágicos y prevenir la enfermedad por reflujo gastroesofágico (ERGE), las úlceras y las estenosis. No existen estudios sobre la eficacia de los fármacos procinéticos, pero se recomienda su uso en presencia de una sintomatología secundaria a la alteración de la motilidad. Los antibióticos en caso de sobrecrecimiento bacteriano, el octreotide si existe afección intestinal grave, así como el resto de medidas terapéuticas necesarias según los síntomas presentes forman parte de las recomendaciones de tratamiento.[22] Cuando la ERGE es muy severa, puede plantearse el tratamiento quirúrgico,[31] aunque la experiencia en este sentido es limitada.

### 2.2.4   Tratamiento de la afección renal

Los inhibidores de la enzima de conversión de la angiotensina (IECA) son el tratamiento de elección para la crisis renal esclerodérmica; existen numerosos estudios no controlados que muestran su eficacia, pero no se dispone de ensayos clínicos aleatorios. No han demostrado eficacia en la prevención de la crisis renal. En caso de hipertensión arterial no controlada, en el contexto de una crisis renal o aislada, se deben añadir otros antihipertensivos, bloqueadores de los canales de calcio como segundo fármaco de elección. No se recomienda el empleo de betabloqueantes porque exacerban el FR. En caso de fallo renal, se inicia un tratamiento sustitutivo con hemodiálisis o diálisis peritoneal, y se recomienda esperar más de dos años antes de plantear un trasplante renal, ya que la función renal puede recuperarse.

## 2.2.5   *Tratamiento de la afección pulmonar*

El tratamiento de la EPID es controvertido. Algunos trabajos recientes no han determinado la eficacia mantenida de la ciclofosfamida oral,[32] ni administrada en pulsos intravenosos, si bien los expertos[28] avalan su utilización en situaciones de afección extensa. El micofenolato es una alternativa de tratamiento que ha demostrado un resultado favorable en estudios no controlados. Con frecuencia, se inicia el tratamiento con ciclofosfamida intravenosa «en pulsos» y prednisona a dosis bajas, y se continúa con mi-

| Órgano | Diagnóstico | Tratamiento |
|---|---|---|
| Cutáneo/articular/muscular | Rodnan / exploración física / enzimas musculares | Fisioterapia<br>Corticoides / Metotrexate |
| Raynaud<br>Úlceras digitales | Capilaroscopia<br>Exploración física | Calcioantagonistas /<br>Prostanoides / Bosentán |
| Esófago<br>Estómago<br>Intestino | Esofagograma / Manometría<br>Gastroscopia<br>Tránsito / Enema baritado | IBP<br>Procinéticos<br>Octeotride / Antibióticos |
| Crisis renal<br>Otras alteraciones renales | Monitorización TA /<br>Creatinina / Sedimento | IECA<br>Otros hipotensores |
| Fibrosis pulmonar<br><br>HAP | EFR / TACAR<br><br>Ecocardio / Cateterismo | CF / Corticoides / MF /<br>N-acetilcisteína<br>Vasodilatadores, prostanoides<br>AREs; sildenafilo |
| Corazón<br>Pericardio | ECG / Ecocardiograma<br>ídem | Según síntomas y hallazgos<br>Corticoides |

*Tabla 6. Diagnóstico y tratamiento según afección orgánica.*
*EFR: exploración funcional respiratoria; TACAR: tomografía axial computarizada de alta resolución;*
*IBP: inhibidores de la bomba de protones; IECA: inhibidores de enzima de conversión de angiotensina;*
*CF: ciclofosfamida; MF: micofenolato; AREs: antagonistas de los receptores de la endotelina.*

cofenolato como tratamiento de mantenimiento y sin olvidar asociar la n-acetilcisteína (600 mg / 8 h), de acuerdo con los resultados del estudio IFIGENIA.[33] En caso de fibrosis extensa sin respuesta al tratamiento y con insuficiencia respiratoria grave, la opción terapéutica es el trasplante pulmonar. La hipertensión arterial pulmonar (HAP) es una complicación muy grave que se trata según las recomendaciones establecidas,[34] en función de la respuesta al test vasodilatador y la situación funcional del paciente. En fases iniciales se trata con fármacos orales (bosentán u otros antagonistas de receptores de la endotelina o el sildenafilo), utilizando los derivados de la prostaglandina (epoprostenol intravenoso, treprostinil subcutáneo o iloprost inhalado), si la situación clínica lo requiere.

### 2.2.6   Tratamiento de la afección cardíaca

Cuando existen bloqueos o arritmias graves, el tratamiento indicado es la colocación de un marcapaso endocavitario. En caso de fallo cardíaco congestivo secundario a disfunción sistólica o diastólica, el tratamiento es sintomático según las necesidades. Los pequeños derrames pericárdicos no necesitan un tratamiento específico, pues los corticoides se reservan para los derrames de mayor entidad o compromiso.

## 3   Seguimiento

### 3.1   Consideraciones generales

La naturaleza sistémica de la enfermedad y las posibles manifestaciones viscerales graves hacen imprescindible un seguimiento próximo y un esfuerzo para el diagnóstico precoz de las complicaciones, que permita un tratamiento sin retraso con el propósito de minimizar la morbimortalidad asociada a dichas complicaciones. Se han descrito diversos marcadores de mal pronóstico,[35] y se considera que la presencia simultánea al inicio de la enfermedad de una velocidad de sedimentación globular elevada (VSG), proteinuria y una difusión de CO descendida predice mortalidad a los cinco años, mientras que la ausencia de estos tres factores simultáneamente se asocia con una supervivencia superior al 90 % a los cinco años. Asimismo, se trabaja en la elaboración de escalas de medida de la actividad[36] que permitan valorar la evolución y la respuesta a los tratamientos.

Las características clínicas, el patrón capilaroscópico y el perfil de los autoanticuerpos pueden orientar el pronóstico y el riesgo de desarrollo de determinadas complicaciones, especialmente las más graves: EPID, HAP y la crisis renal. Pero, sobre todo, se debe prestar especial atención a diferentes signos o síntomas de alarma que, de aparecer en la evolución, ensombrecen el pronóstico de la enfermedad. Conviene recordar que la forma difusa de ES presenta su mayor actividad en los primeros años después del diagnóstico, siendo esta época la de mayor riesgo de desarrollar una EPID, una afectación cardíaca o una crisis renal. Por el contrario, la forma limitada de ES tiene una evolución más lentamente progresiva y la aparición de HAP es tardía, por lo general después de 10 años o más de evolución.

### 3.2  Alarmas durante el seguimiento

Desde el momento del diagnóstico de la enfermedad, es necesario vigilar las diferentes manifestaciones de una evolución no deseada o la aparición de complicaciones.[37]

### 3.2.1  Manifestaciones clínicas

- La afección cutánea rápidamente progresiva alerta de posibles complicaciones viscerales (EPID, cardiopatía, crisis renal).
- La disnea es un síntoma de EPID o de HAP, que necesita la realización de otras exploraciones para su diagnóstico correcto.
- Las palpitaciones, el mareo-síncope y la insuficiencia cardíaca sugieren la presencia de alteraciones estructurales o funcionales cardíacas.
- La cefalea reciente, las convulsiones y la encefalopatía obligan a sospechar hipertensión maligna.
- La ausencia de respuesta al tratamiento de la sintomatología digestiva obliga a descartar la presencia de complicaciones.

### 3.2.2  Parámetros analíticos

- La anemización, por sangrado digestivo o por destrucción (anemia microangiopática con presencia de esquistocitos en el frotis sanguíneo) en el curso de una crisis renal.
- La elevación de creatinina sérica, expresión de fallo renal por crisis renal esclerodérmica o de otra patología intercurrente.
- La creatinfosfoquinasa (CK) elevada puede ser expresión de miositis o de alteraciones cardiológicas.
- El péptido natriurético cerebral (BNP) o su metabolito N-terminal BNP aumentan en caso de HAP, y su elevación es un marcador biológico de riesgo.
- La proteinuria y la VSG elevada son parámetros de mal pronóstico, y su presencia alerta de posibles complicaciones graves.

### 3.2.3 Otras exploraciones

- La monitorización ambulatoria de la tensión arterial, alertando de las cifras elevadas.
- La exploración funcional respiratoria, con determinación de volúmenes pulmonares y de difusión de CO. Una disminución de la difusión de CO puede traducir afección intersticial o HAP, si los volúmenes están conservados sugiere HAP, mientras que la disminución simultánea de la capacidad vital forzada indica alteración intersticial (EPID). Se recomienda su monitorización semestral.
- El ecocardiograma Doppler permite vigilar la presencia de un derrame pericárdico, así como el funcionalismo cardíaco y la medida indirecta de la presión pulmonar. Se recomienda un control anual.
- El lavado bronquioalveolar no añade valor pronóstico ni de respuesta al tratamiento.[38]
- La TAC torácica no se recomienda en la evolución de forma rutinaria, sólo cuando se produzca disminución de la difusión de CO.

### 3.3 Recomendaciones

- Revisiones periódicas cada tres a seis meses.
- Monitorización ambulatoria de la TA.
- Control analítico: hemoglobina, creatinina, CK, VSG, sedimento urinario, N-TproBNP.
- Difusión de CO semestral.
- Ecocardiograma Doppler transtorácico anual.

## BIBLIOGRAFÍA

1. Johnson SR, Carette S, Dunne JV. Scleroderma: health services utilization from patients'perspective. J Rheumatol 2006; 33: 1123-127.

2. Masi AT, Rodnan GP, Medsger TA *et al.* Preliminary criteria for the classification of systemic sclerosis (scleroderma). Arthritis Rheum 1980; 23: 581-90.

3. Lonzetti LS, Joyal F, Raynauld JP *et al.* Arthritis Rheum 2001; 44: 735-36.

4. LeRoy EC, Medsger TA. Criteria for the clasiffication of early systemic sclerosis. J Rheumatol 2001; 28: 1573-576.

5. Gupta RA, Fiorentino D. Localized scleroderma and systemic sclerosis: is there a connection? Baillieres Best Pract Res Clin Rheumatol 2007; 21: 1025-036.

6. Hanitsch LG, Burmester GR, Witt C *et al.* Skin sclerosis is only of limited value to identify SSc patients with severe manifestations-an analysis of a distinct patient subgroup of the German Systemic Sclerosis Network (DNSS) Register. Rheumatology 2009; 48: 70-3.

7. Johnson SR, Feldman BM, Hawker GA. Classification criteria for systemic sclerosis subsets. J Rheumatol 2007; 34: 1855-863.

8. Vilardell M, Fonollosa V. Esclerodermia. En Farreras Rozman ed. Medicina Interna, 16.ª ed. Elsevier, Barcelona, 2009; 1107-112.

9. Fonollosa-Pla V, Simeón-Aznar CP, Vilardell-Tarrés M. Fenómeno de Raynaud en la esclerodermia: algo más que un vasoespasmo. Med Clin Monogr (Barc) 2008; 9: 24-7.

10. Cutolo M, Sulli A, Secchi ME *et al.* The contribution of capillaroscopy to the differential diagnosis of connective autoimmune diseases. Baillieres Best Pract Res Clin Rheumatol 2007; 21: 1093-108.

11. Maricq HR, LeRoy EC. Patterns of finger capillary abnormalities in connective tissue disease by «wide-field» microscopy. Arthritis Rheum 1973; 16: 619-28.

12. Ingegnoli F, Boracchi P, Gualtierotti R *et al.* Prognostic model based on nailfold capillaroscopy for identifyng Raynaud`s phenomenon patients at risk for the development of a scleroderma spectrum disorder: PRINCE (Prognostic Index for Nailfold Capillaroscopyic Examination). Arthritis and Rheum 2008; 58: 2174-182.

13. Cutolo M, Pizzorni C, Secchi ME *et al.* Capillaroscopy. Baillieres Best Pract Res Clin Rheumatol 2008; 22: 1093-108.

14. Koenig M, Joyal F, Fritzler M *et al.* Autoantibodies and microvascular damage are independent predictive factors for the progression of Raynaud`s phenomenon to systemic sclerosis. Arthritis Rheum 2008; 58: 3902-912.

15. Reveille JD, Solomon DH, the American College of Rheumatology ad hoc committee on immunologic testing guidelines. Evidence-based guidelines for the use of immunologic tests: anticentromere, Scl-70, and nucleolar antibodies. Arthritis Care Res 2003; 49: 399-412.

16. Koenig M, Dieudé M, Senécal JL. Predictive value of antinuclear autoantibodies: the lessons of the systemic sclerosis autoantibodies. Autoimmunity Rev 2008; 7: 588-93.

17. Simeón CP, Armadans L, Fonollosa V *et al.* Mortality and prognostic factors in spanish patients with systemic sclerosis. Rheumatology 2003; 42: 71-5.

18. Arias-Núñez MC, Llorca J, Vázquez-Rodríguez TR *et al.* Systemic sclerosis in northwestern Spain. Medicine 2008; 87: 272-80.

19. Rozman B, Cucnik S, Sodin-Semrl S *et al.* Prevalence and clinical associations of anti-Ku antibodies in patients with systemic sclerosis: a european EUSTAR-initiated multi-centre case-control study. Ann Rheum Dis 2008; 67: 1282-286.

20. Steen VD. The many faces of scleroderma. Rheum Dis Clin N Am 2008; 34: 1-15.

21. Walker UA, Tyndall A, Czirják *et al.* Clinical risk assessment of organ manifestations in systemic sclerosis: a report from the EULAR Scleroderma Trials and Research group database. Ann Rheum Dis 2007; 66: 754-63.

22. Ebert EC. Gastric and enteric involvement in progressive systemic sclerosis. J Clin Gastroenterol 2008; 42: 5-12.

23. Penn H, Howie AJ, Kingdon EJ *et al.* Scleroderma renal crisis: patient characteristics and long-term outcomes. Q J Med 2007; 100: 485-94.

24. Steen VD, Medsger TA. Changes in causes of death in systemic sclerosis 1972-2002. Ann Rheum Dis 2007; 66: 940-44.

25. Meune Ch, Avouac J, Wahbi K *et al.* Cardiac involvement in systemic sclerosis assessed by tissue-Doppler echocardiography during routine care. Arthitis Rheum 2008; 58: 1803-809.

26. Foti R, Leonardi R, Rondinone R *et al.* Scleroderma-like disorders. Autoimmunity Rev 2008; 7: 331-39.

27. Van Laar JM, Farge D, Tyndall A. Stem cell transplantation: a treatment option for severe systemic sclerosis? Ann Rheum Dis 2008; 67(suppl III): iii35-8.

28. Kowal-Bielecka O, Landewé R, Avouac J *et al.* EULAR recommendations for the treatment of systemic sclerosis: a report from EULAR Scleroderma Trials and Research group (EUSTAR). Ann Rheum Dis 2009; 68: 620-28.

29. Pope JE, Bellamy N, Seibold JR *et al.* A randomized, controlled trial of methotrexate versus placebo in early diffuse scleroderma. Arthritis Rheum 2001; 44: 1351-358.

30. Seibold JR, Matucci-Cerinic M, Denton CP *et al.* Bosentan reduces the number of new digital ulcers in patients with systemic sclerosis. Ann Rheum Dis 2006; 65 (suppl II): 90.

31. Kent MS, Luketich JD, Irshad K *et al.* Comparison of surgical approaches to recalcitrant gastroesophageal reflux disease in the patient with scleroderma. Ann Thorac Surg 2007; 84: 1710-716.

32. Tashkin DP, Elashoff R, Clements PJ *et al.*, for the Scleroderma Lung StudybResearch Group. Effects of 1-year treatment with cyclophosphamide on outcomes at 2 years in scleroderma lung disease. Amm J Respir Crit Care Med 2007; 176: 1026-034.

33. Demedts M, Behr J, Buhl R *et al.* High-dose acetylcisteine in idiopathic pulmonary fibrosis. N Engl J Med 2005; 353: 2229-242.

34. McLaughlin V, Archer SL, Badesch DB *et al.* ACCF/AHA 2009 Expert Consensus Document on Pulmonary Hypertension. Circulation 2009; 119: 2250-294.

35. Meyer O. Prognostic markers for systemic sclerosis. Joint Bone Spine 2006; 73: 490-94.

36. Hudson M, Steele R, Canadian Scleroderma Research Group, Baron M. Update on indices of disease activity in systemic sclerosis. Semin Arthritis Rheum 2007; 37: 93-8.

37. Valentini G. The assessment of the patient with systemic sclerosis. Autoimmunity Rev 2003; 2: 370-76.

38. Strange CH, Bolster MB, Roth MD *et al.* Bronchoalveolar lavage and response to cyclophosphamide in scleroderma interstitial lung disease. Am J Respir Crit Care Med 2008; 177: 91-8.

Títulos publicados
# Avances en Enfermedades Autoinmunes Sistémicas

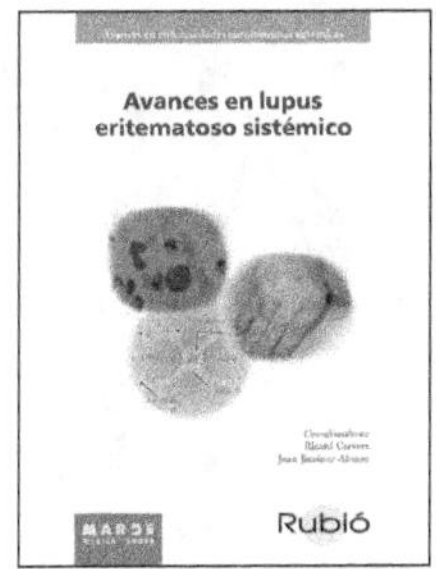

## Avances en lupus eritematoso sistémico
*R. Cervera y J. Jiménez-Alonso*

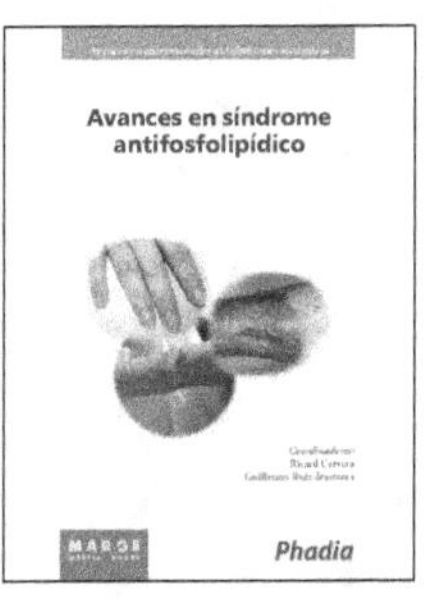

## Avances en síndrome antifosfolipídico
*R. Cervera y G. Ruiz-Irastorza*

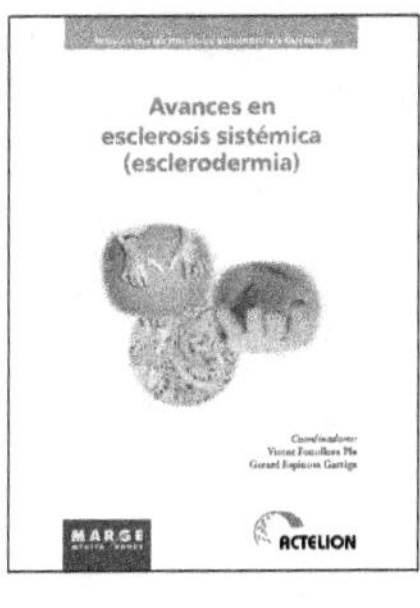

## Avances en esclerosis sistémica (esclerodermia)
*V. Fonollosa Pla y G. Espinosa Garriga*

Tracleer es el único tratamiento indicado para la reducción del número de nuevas úlceras digitales en pacientes con Esclerosis Sistémica con alteración digital ulcerosa activa

# Empieza una nueva ERA* en el tratamiento de las úlceras digitales

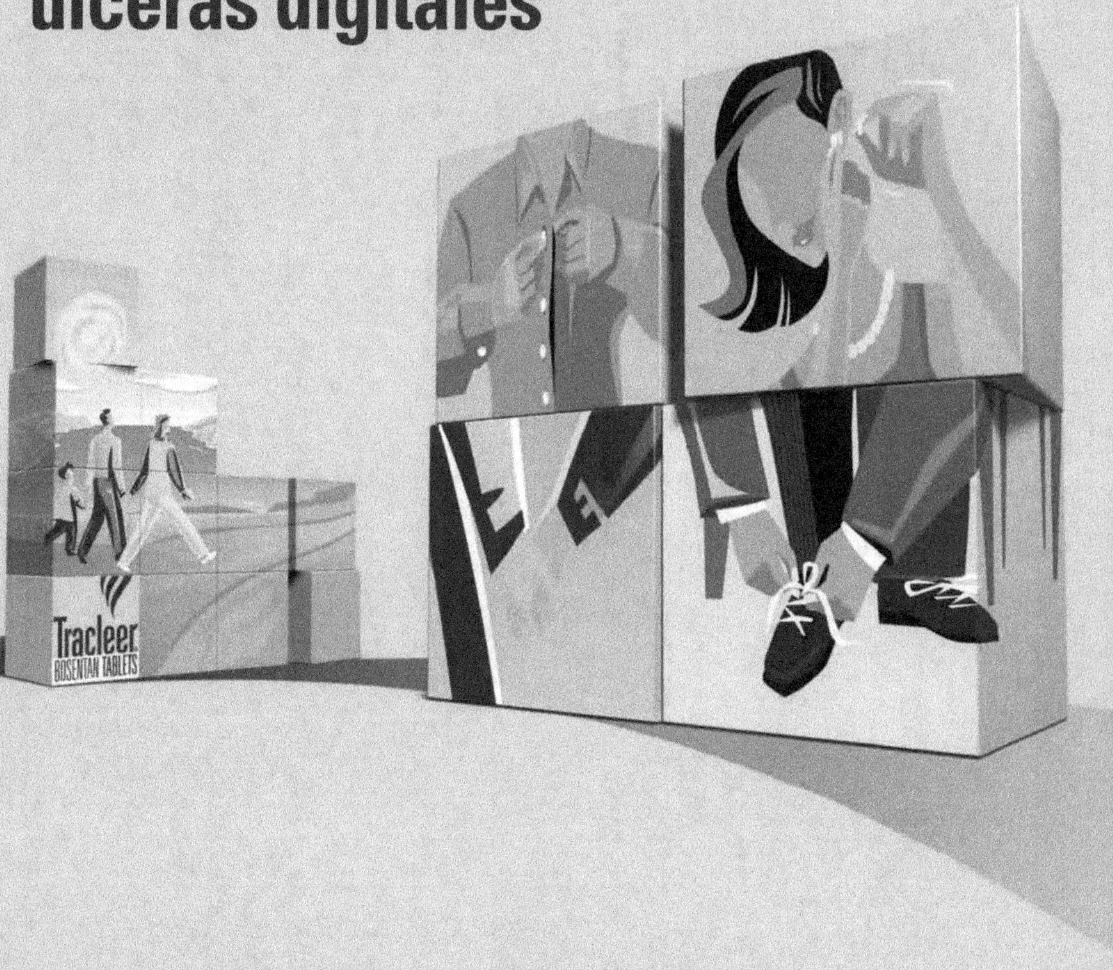

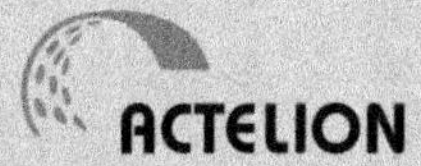


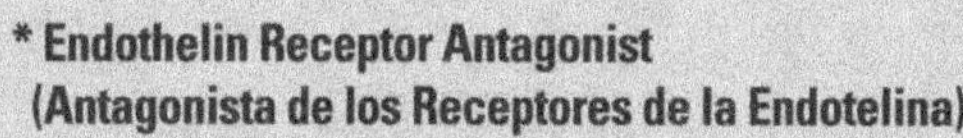


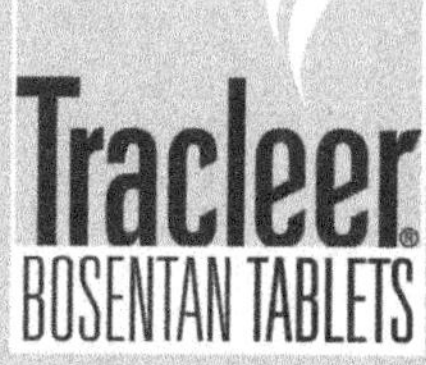

**NOMBRE DEL MEDICAMENTO.** Tracleer 62,5 mg comprimidos recubiertos con película • Tracleer 125 mg comprimidos recubiertos con película. **COMPOSICIÓN CUALITATIVA Y CUANTITATIVA.** Cada comprimido recubierto con película contiene 62,5 mg de bosentan (monohidrato) • Cada comprimido recubierto con película contiene 125 mg de bosentan (monohidrato) • Para consultar la lista completa de excipientes, ver sección Lista de excipientes. **FORMA FARMACÉUTICA.** Comprimido recubierto con película. • De forma redonda, biconvexo, de color naranja-blanco recubierto con película y con «62,5» grabado en una cara • De forma ovalada, biconvexo, de color naranja-blanco recubierto con película y con «125» grabado en una cara. **DATOS CLÍNICOS. Indicaciones terapéuticas.** Tratamiento de la hipertensión arterial pulmonar (HAP) para mejorar los síntomas y la capacidad de ejercicio en pacientes de clase funcional III de la OMS. Se ha demostrado eficacia en: • HAP primaria (idiopática y familiar) • HAP secundaria a la esclerodermia sin enfermedad pulmonar intersticial significativa • HAP secundaria a cortocircuitos sistémico-pulmonares congénitos y fisiología de Eisenmenger. También se han observado mejorías en pacientes de clase funcional II de la OMS. Tracleer también está indicado para la reducción del número de nuevas úlceras digitales en pacientes con esclerosis sistémica con alteración digital ulcerosa activa.

**Posología y forma de administración. Hipertensión Arterial Pulmonar.** El tratamiento sólo debe ser iniciado y controlado por un médico experimentado en el tratamiento de la hipertensión arterial pulmonar. El tratamiento con Tracleer se iniciará a dosis de 62,5 mg dos veces al día durante 4 semanas, aumentando entonces la dosis a 125 mg dos veces al día (dosis de mantenimiento). Los comprimidos se administrarán por vía oral por la mañana y por la noche, con o sin alimentos. En el caso de deterioro clínico (p.ej. reducción de al menos un 10 % en la distancia recorrida en la prueba de la marcha de 6 minutos en comparación con la determinación previa al tratamiento) pese al tratamiento con Tracleer durante al menos 8 semanas (por lo menos cuatro semanas con dosis de mantenimiento), deben considerarse el empleo de tratamientos alternativos. No obstante, algunos pacientes que no respondan al tratamiento con Tracleer después de 8 semanas, pueden responder de manera favorable después de 4 a 8 semanas adicionales de tratamiento. Si se decide retirar el tratamiento con Tracleer, deberá hacerse de manera paulatina mientras se introduce un tratamiento alternativo. En el caso de empeoramiento clínico tardío pese al tratamiento con Tracleer (es decir, después de varios meses de tratamiento), este tratamiento deberá ser evaluado de nuevo. Ciertos pacientes que no responden bien a 125 mg de Tracleer dos veces al día pueden mejorar ligeramente su capacidad de ejercicio cuando la dosis se aumenta a 250 mg dos veces al día. Deberá realizarse una cuidadosa evaluación del balance riesgo/beneficio, teniendo en cuenta que la toxicidad hepática es dosis-dependiente (ver secciones Advertencias y precauciones especiales de empleo). *Interrupción del tratamiento.* La experiencia en relación con la interrupción brusca de Tracleer es limitada. No se ha observado evidencia de efecto rebote. Sin embargo, para evitar la aparición de un posible deterioro clínico contraproducente debido a un potencial efecto rebote, debe considerarse la reducción paulatina de la dosis (reduciendo esta a la mitad durante 3 a 7 días). Se recomienda intensificar la vigilancia durante el periodo de interrupción. **Esclerosis Sistémica con afectación digital ulcerosa activa.** El tratamiento sólo debe ser iniciado y controlado por un médico experimentado en el tratamiento de la esclerosis sistémica. El tratamiento con Tracleer se iniciará a dosis de 62,5 mg dos veces al día durante 4 semanas, aumentando entonces la dosis a 125 mg, dos veces al día. Los comprimidos se administrarán por vía oral por la mañana y por la noche, con o sin alimentos. La experiencia en ensayos clínicos controlados para esta indicación se limita a 6 meses. La respuesta al tratamiento y la necesidad de terapia continuada deberá ser re-evaluada regularmente. Deberá realizarse una adecuada evaluación de la relación beneficio/riesgo, teniendo en cuenta la toxicidad hepática de Bosentan (ver secciones Advertencias y precauciones especiales de empleo y Reacciones adversas). **Poblaciones especiales.** *Pauta de dosificación en insuficiencia hepática.* No es necesario ajustar la dosis en pacientes con insuficiencia hepática leve (es decir, Child-Pugh clase A). Tracleer está contraindicado en pacientes con insuficiencia hepática de moderada a severa (ver secciones Contraindicaciones y Advertencias y precauciones especiales de empleo). *Pauta de dosificación en insuficiencia renal.* No es necesario ajustar la dosis en pacientes con insuficiencia renal. No se requiere ajustar la dosis en pacientes sometidos a diálisis. *Pauta de dosificación en ancianos.* No es necesario ajustar la dosis en pacientes mayores de 65 años. *Niños* • *Hipertensión Arterial Pulmonar:* La seguridad y eficacia en pacientes menores de 12 años no está plenamente documentada. La siguiente pauta de tratamiento se empleó en el estudio AC-052-356 (BREATHE-3). Este ensayo fue diseñado principalmente para estudiar la farmacocinética en niños. El número de pacientes estudiado en cada grupo de dosis fue insuficiente para establecer la pauta de tratamiento óptima en pacientes menores de 12 años. Los datos farmacocinéticos obtenidos mostraron que la exposición sistémica era menor que la observada en pacientes adultos con hipertensión pulmonar por lo que el efecto sobre el árbol vascular pulmonar puede ser insuficiente. Sin embargo, no se ha establecido la seguridad de dosis más elevadas en niños. No hay experiencia en niños menores de 3 años. • *Esclerosis sistémica con afectación digital ulcerosa activa:* No se disponen de datos de seguridad y eficacia en pacientes menores de 18 años. *Pacientes con bajo peso corporal:* La experiencia en pacientes con peso corporal inferior a 40 kg es limitada.

**Contraindicaciones.** • Hipersensibilidad al principio activo o a alguno de los excipientes • Child-Pugh Clase B o C, es decir, insuficiencia hepática de moderada a grave • Valores basales de aminotransferasas hepáticas, es decir, aspartato aminotransferasa (AST) y/o alanina aminotransferasa (ALT), superiores a 3 veces el límite superior de la normalidad (ver sección Advertencias y precauciones especiales de empleo) • Empleo concomitante de ciclosporina A (ver sección Interacción con otros medicamentos y otras formas de interacción) • Embarazo • Mujeres en edad fértil que no utilicen un método anticonceptivo fiable (ver secciones Advertencias y precauciones especiales de empleo, Interacción con otros medicamentos y otras formas de interacción y Embarazo y lactancia)

| Peso corporal (kg) | Dosis de inicio (4 semanas) | Dosis de mantenimiento |
|---|---|---|
| $10 \leq x \leq 20$ | 31,25 mg una vez al día | 31,25 mg dos veces al día |
| $20 < x \leq 40$ | 31,25 mg dos veces al día | 62,5 mg dos veces al día |

**Advertencias y precauciones especiales de empleo.** La eficacia de Tracleer no ha sido establecida en pacientes con hipertensión arterial pulmonar grave. Deberá considerarse el cambio a un tratamiento que esté recomendado en la fase grave de la enfermedad (ej., epoprostenol) si empeora la condición clínica (ver sección Posología y forma de administración). No se ha establecido el balance riesgo/beneficio de bosentan en pacientes en clase funcional I de la OMS para la hipertensión arterial pulmonar. El tratamiento con Tracleer sólo deberá iniciarse si la presión arterial sistólica sistémica es superior a 85 mmHg. No se ha observado que Tracleer posea un efecto beneficioso en la curación de las úlceras digitales existentes. *Función hepática.* La elevación de los valores de aminotransferasas hepáticas, es decir, aspartato aminotransferasa y alanina aminotransferasa (AST y/o ALT), asociada con bosentan, es dosis-dependiente. Los cambios en los enzimas hepáticos se producen generalmente durante las primeras 26 primeras semanas del tratamiento (ver sección Reacciones adversas) aunque también podrían presentarse mas tarde. Dicha elevación puede deberse en parte a la inhibición competitiva de la eliminación de las sales biliares de los hepatocitos, aunque otros mecanismos, que no han sido claramente establecidos, estén probablemente también involucrados en la aparición de esta alteración de la función hepática. No se descartan la acumulación de bosentan en los hepatocitos, con la consiguiente citolisis que puede provocar daño hepático grave, o un mecanismo inmunológico. Aunque los datos son limitados, el riesgo de alteraciones de la función hepática también puede aumentar cuando se administran simultáneamente medicamentos que inhiban la bomba exportadora de sales biliares (BSEP), p.ej., rifampicina, glibenclamida y ciclosporina A (ver secciones Contraindicaciones e Interacción con otros medicamentos y otras formas de interacción). *Concentración de hemoglobina.* El tratamiento con bosentan se ha asociado a una reducción dosis dependiente en la concentración de hemoglobina (ver sección Reacciones adversas). En los estudios controlados con placebo, los descensos en la concentración de hemoglobina relacionados con bosentan no fueron progresivos, y se estabilizaron después de las primeras 4-12 semanas de tratamiento. Se recomienda determinar la concentración de hemoglobina antes de iniciar el tratamiento, mensualmente durante los primeros 4 meses, y trimestralmente a partir de entonces. Si se observase un descenso clínicamente significativo en la concentración de hemoglobina, se deben realizar una evaluación e investigación adicionales para determinar la causa y necesidad de tratamiento específico. En el periodo post-comercialización, se han notificado casos de anemia que han requerido transfusión de glóbulos rojos (ver sección Reacciones adversas). *Uso en mujeres en edad fértil.* El tratamiento con Tracleer no debe ser iniciado en mujeres en edad fértil a menos que utilicen un método anticonceptivo fiable (ver sección Interacción con otros medicamentos y otras formas de interacción) y que el resultado de la prueba de embarazo previa al tratamiento sea negativo (ver sección Embarazo y lactancia). Antes de iniciar el tratamiento con Tracleer en mujeres en edad fértil se debe descartar el embarazo, se les debe aconsejar adecuadamente sobre métodos anticonceptivos fiables y se debe haber comenzado a

<table>
<tr><td colspan="2">Los valores de las aminotransferasas hepáticas deben determinarse antes de iniciar el tratamiento y a intervalos mensuales durante el tratamiento con Tracleer. Además, los valores de las aminotransferasas deben determinarse 2 semanas después de cualquier aumento en la dosis.</td></tr>
<tr><td colspan="2">Recomendaciones en caso de elevaciones de la ALT / AST</td></tr>
<tr><td>Valores ALT/AST</td><td>Recomendaciones de vigilancia y actitud terapéutica</td></tr>
<tr><td>> 3 y ≤ 5 × ULN</td><td>Confirmar mediante nueva analítica. Si se confirma, reducir la dosis diaria o suspender el tratamiento (véase sección Posología y forma de administración), y controlar los valores de las aminotransferasas por lo menos cada 2 semanas. Si los valores de las aminotransferasas regresan a los valores previos al tratamiento, considerar si continuar o reintroducir el tratamiento con Tracleer, según las condiciones descritas más abajo.</td></tr>
<tr><td>> 5 y ≤ 8 × ULN</td><td>Confirmar mediante nueva analítica. Si se confirma, interrumpir el tratamiento, y controlar los valores de las aminotransferasas por lo menos cada 2 semanas. Si los valores de las aminotransferasas regresan a los valores previos al tratamiento, valorar la re-introducción del tratamiento con Tracleer, según las condiciones descritas más abajo.</td></tr>
<tr><td>> 8 × ULN</td><td>Deberá interrumpirse el tratamiento y no se considerará la re-introducción de Tracleer.</td></tr>
<tr><td colspan="2">En caso de aparición de síntomas clínicos asociados de lesión hepática, es decir, náuseas, vómitos, fiebre, dolor abdominal, ictericia, fatiga o aletargamiento inusual, síndrome gripal (artralgia, mialgia, fiebre), deberá interrumpirse el tratamiento y no se considerará la re-introducción de Tracleer.<br>Reinicio del tratamiento. El reinicio del tratamiento con Tracleer sólo deberá considerarse si los posibles beneficios del tratamiento con Tracleer superan los riesgos potenciales y si los niveles de las aminotransferasas hepáticas están dentro de los valores previos al tratamiento. Se recomienda pedir consejo a un hepatólogo. Cuando se reinicie el tratamiento se seguirán las instrucciones detalladas en la sección Posología y forma de administración. Los valores de las aminotransferasas hepáticas deben volver a determinarse en los primeros 3 días tras el reinicio, de nuevo transcurridas otras 2 semanas, y siguiendo las recomendaciones anteriores a partir de entonces.<br>ULN = Upper Limit of Normal (Límite superior de la normalidad)</td></tr>
</table>

utilizar un método anticonceptivo seguro. Los pacientes y los médicos prescriptores deben tener en cuenta que, debido a las potenciales interacciones farmacocinéticas, Tracleer puede hacer que los tratamientos anticonceptivos hormonales sean ineficaces (ver sección Interacción con otros medicamentos y otras formas de interacción). Por consiguiente, las mujeres en edad fértil no deben usar métodos anticonceptivos hormonales (incluidas las formas orales, inyectables, transdérmicas, e implantables) como único método anticonceptivo, sino que deberán utilizar otro método adicional o un método anticonceptivo alternativo que sea fiable. Si existe alguna duda sobre los consejos que se le deben dar a un paciente concreto, se recomienda consultar con un ginecólogo. Debido al posible fallo de los tratamientos anticonceptivos hormonales durante el tratamiento con Tracleer, y teniendo en cuenta el riesgo de que la hipertensión pulmonar empeore gravemente con el embarazo, se recomienda realizar pruebas de embarazo mensuales durante el tratamiento con Tracleer para permitir una detección precoz del mismo. *Enfermedad pulmonar veno-oclusiva.* Se han comunicado casos de edema pulmonar asociados al uso de vasodilatadores (principalmente prostaciclinas) en pacientes con enfermedad venooclusiva pulmonar. Por lo tanto, se deberá valorar la posibilidad de que exista enfermedad venooclusiva pulmonar asociada en aquellos pacientes con HAP que presenten signos de edema pulmonar durante el tratamiento con Tracleer. Durante el período post-comercialización se han notificado, de forma infrecuente, algunos casos de edema pulmonar en pacientes tratados con Tracleer en los que se sospechó la existencia de enfermedad venooclusiva pulmonar. *Uso en pacientes con hipertensión arterial pulmonar y fallo ventricular izquierdo concomitante.* No se ha realizado ningún ensayo específico en pacientes con hipertensión pulmonar y disfunción ventricular izquierda. Sin embargo, en un ensayo clínico controlado con placebo (estudio AC-052-301/302 [ENABLE 1 & 2]), se trató a 1.611 pacientes con insuficiencia cardiaca crónica (ICC) grave (804 con Tracleer y 807 con placebo) durante una media de 1,5 años. En este ensayo se observó un aumento de la incidencia de hospitalización; debida a ICC, durante las primeras 4-8 semanas de tratamiento con Tracleer, que pudo deberse a retención de líquidos. En este ensayo, la retención de líquidos se manifestó en un aumento precoz de peso, así como en un descenso de la concentración de hemoglobina y una elevada incidencia de edema en las extremidades inferiores. Al final del ensayo, no se observó ninguna diferencia en el total de hospitalizaciones por insuficiencia cardiaca, ni en cuanto a mortalidad, entre los pacientes tratados con Tracleer y los tratados con placebo. Por lo tanto, se recomienda vigilar la aparición de signos de retención de líquidos (ej. aumento de peso), en especial en aquellos pacientes con disfunción sistólica severa. Si esto ocurriera, se recomienda iniciar el tratamiento con diuréticos o aumentar la dosis de éstos. Se recomienda el tratamiento con diuréticos en aquellos pacientes que, con anterioridad al inicio del tratamiento con Tracleer, presenten evidencia de retención de líquidos. *Hipertensión arterial pulmonar asociada a infección por VIH.* La experiencia de ensayos clínicos con Tracleer en pacientes con HAP asociada a infección por el VIH que reciban tratamiento con fármacos antirretrovirales es limitada (ver sección Propiedades farmacodinámicas). No se han realizado estudios específicos acerca de interacciones entre bosentan y fármacos antirretrovirales. Debido a la potencial aparición de estas interacciones, especialmente las relacionadas con el efecto inductor de Bosentan sobre el CYP450 (ver sección Interacción con otros medicamentos y otras formas de interacción), que podrían afectar a la eficacia del tratamiento antirretroviral, deberá monitorizarse cuidadosamente el control de la infección por VIH en estos pacientes. No se puede excluir un aumento del riesgo de toxicidad hepática y de reacciones adversas hematológicas cuando se usa Bosentan en combinación con fármacos antirretrovirales. *Uso concomitante con otros medicamentos. Glibenclamida:* Tracleer no debe administrarse de manera concomitante con glibenclamida debido a que existe un mayor riesgo de aumento de las aminotransferasas hepáticas (ver sección Interacción con otros medicamentos y otras formas de interacción). Debe utilizarse un tratamiento antidiabético alternativo en pacientes en los que esté indicado un tratamiento antidiabético. *Fluconazol:* no se recomienda el empleo concomitante de Tracleer con fluconazol (ver sección Interacción con otros medicamentos y otras formas de interacción). Aunque no se ha estudiado, esta combinación puede producir una importante elevación de las concentraciones de bosentan en plasma. *Rifampicina:* no se recomienda la administración concomitante con rifampicina (ver sección Interacción con otros medicamentos y otras formas de interacción). Deberá evitarse la administración concomitante de inhibidores del CYP3A4 y CYP2C9 (ver sección Interacción con otros medicamentos y otras formas de interacción). **Interacción con otros medicamentos y otras formas de interacción.** Bosentan es un inductor de los isoenzimas CYP2C9 y CYP3A4 del citocromo P450 (CYP). Los datos in vitro también sugieren una inducción del CYP2C19. Por consiguiente, las concentraciones en plasma de sustancias metabolizadas por estas dos isoenzimas, disminuirán cuando se administre Tracleer simultáneamente. Debe considerarse la posibilidad de que se produzca una alteración de la eficacia de medicamentos que sean metabolizados por estos isoenzimas. Puede ser necesario ajustar la pauta de dosificación de estos productos tras el inicio, cambio de dosis o interrupción del tratamiento concomitante con Tracleer. Bosentan es metabolizado por el CYP2C9 y CYP3A4. La inhibición de estos isoenzimas puede provocar un aumento de la concentración plasmática de bosentan (ver ketoconazol). No se ha estudiado la influencia de los inhibidores del CYP2C9 sobre la concentración de bosentan. La combinación debe emplearse con precaución. La administración concomitante con fluconazol, que inhibe principalmente el CYP2C9, pero en cierta medida también el CYP3A4, podría resultar en una importante elevación de las concentraciones plasmáticas de bosentan. No se recomienda esta combinación (ver sección Advertencias y precauciones especiales de empleo). Por las mismas razones, no se recomienda la administración concomitante de inhibidores potentes del CYP3A4 (tales como el ketoconazol, itraconazol y ritonavir) y de un inhibidor del CYP2C9 (tal como el voriconazol) junto con Tracleer (ver sección Advertencias y precauciones especiales de empleo). Los estudios específicos de interacciones han demostrado lo siguiente: *Anticonceptivos hormonales:* La administración concomitante de Tracleer, a dosis de 125 mg dos veces al día durante 7 días, con una dosis única de un anticonceptivo oral que contenía 1 mg de noretisterona y 35 mcg de etinilestradiol provocó una disminución en el AUC de noretisterona y de etinilestradiol en un 14% y 31%, respectivamente. Sin embargo, la disminución en la exposición fue de incluso un 56% y 66%, respectivamente, en algunos sujetos. Por ello, los tratamientos anticonceptivos hormonales solos, con independencia de la vía de administración (esto es, formas orales, inyectables, transdérmicas e implantables), no se consideran métodos anticonceptivos seguros (ver secciones Advertencias y precauciones especiales de empleo y Embarazo y lactancia). *Ciclosporina A:* la administración simultánea de Tracleer y ciclosporina A (un inhibidor de la calcineurina) está contraindicada (ver sección Contraindicaciones). De hecho, cuando se administraron simultáneamente, las concentraciones mínimas iniciales de bosentan fueron aproximadamente unas 30 veces más elevadas que las determinadas después de administrar bosentan solo. En el estado estacionario, las concentraciones de bosentan en plasma fueron de 3 a 4 veces más elevadas que con bosentan solo. Se desconoce el mecanismo de esta interacción. Las concentraciones plasmáticas de ciclosporina A (un sustrato del CYP3A4) disminuyeron en aproximadamente un 50%. *Tacrolimus, sirolimus:* la administración concomitante de tacrolimus, o sirolimus, y Tracleer no ha sido estudiada en el hombre. Sin embargo, la administración concomitante de tacrolimus, o sirolimus, y Tracleer puede producir un incremento de las concentraciones plasmáticas de bosentan, tal como se ha visto con la administración concomitante con ciclosporina A. La administración concomitante de Tracleer puede producir una reducción en las concentraciones plasmáticas de tacrolimus y sirolimus. Por lo tanto, no se recomienda el uso concomitante de Tracleer y tacrolimus o sirolimus. En aquellos pacientes en los que sea necesario administrar la combinación se controlará la posible aparición de reacciones adversas relacionadas con Tracleer, así como los niveles de tacrolimus y sirolimus en sangre. *Glibenclamida:* la administración simultánea de 125 mg de Tracleer dos veces al día durante 5 días, disminuyó las concentraciones plasmáticas de glibenclamida (un sustrato del CYP3A4) en un 40%, con una posible disminución significativa del efecto hipoglucemiante. Las concentraciones plasmáticas de bosentan también disminuyeron en un 29%. Además, se observó un mayor riesgo de aumento de las aminotransferasas en pacientes tratados con este tratamiento concomitante. Tanto la glibenclamida como el bosentan inhiben la bomba exportadora de de sales biliares, lo cual podría explicar la elevación de las aminotransferasas. En relación con esto, no debe emplearse esta combinación (ver sección Advertencias y precauciones especiales de empleo). No se dispone de datos de interacción farmacológica con otras sulfonilureas. *Warfarina:* la administración simultánea de bosentan a dosis de 500 mg dos veces al día durante 6 días, redujo las concentraciones plasmáticas de S-warfarina (un sustrato del CYP2C9) y de R-warfarina (un sustrato del CYP3A4) en un 29% y 38%, respectivamente. La experiencia clínica concomitante de bosentan con warfarina en pacientes con hipertensión arterial pulmonar, no produjo cambios clínicos relevantes en el INR (Cociente Normalizado Internacional) o en las dosis de warfarina (valores basales versus finales en los estudios clínicos). Asimismo, la frecuencia de cambios en la dosis de warfarina durante los ensayos debidos a cambios en el INR, o a concentraciones plasmáticas fue similar entre los pacientes tratados con bosentan y placebo. No es necesario ajustar la dosis de warfarina u otros anticoagulantes orales similares cuando se inicia el tratamiento con bosentan, si bien se recomienda intensificar el control de los valores del INR, especialmente durante la introducción de bosentan y el periodo de incremento de dosis. *Simvastatina:* la administración simultánea de 125 mg de Tracleer, dos veces al día durante 5 días redujo las concentraciones plasmáticas de simvastatina (un sustrato del CYP3A4), y de su metabolito activo, el β hidroxiácido, en un 34% y 46%, respectivamente. Las concentraciones plasmáticas de bosentan no se vieron afectadas por la administración concomitante de simvastatina. Debe valorarse realizar un control de los niveles de colesterol con el consiguiente ajuste de la dosis. *Ketoconazol:* la administración simultánea de 62,5 mg de Tracleer, dos veces al día, y ketoconazol, un potente inhibidor del CYP3A4, durante 6 días, produjo un aumento de aproximadamente dos veces en las concentraciones plasmáticas de bosentan. No es necesario ajustar la dosis de Tracleer. Aunque no se ha demostrado mediante estudios in vivo, se esperan aumentos similares en las concentraciones plasmáticas de bosentan con otros inhibidores potentes del CYP3A4 (tales como itraconazol y ritonavir). No obstante, cuando Tracleer se combina con un inhibidor del CYP3A4, los pacientes con metabolismo disminuido a nivel del CYP2C9 tienen el riesgo de presentar un aumento aún mayor en la concentración plasmática de bosentan, lo que puede dar lugar a efectos adversos nocivos. *Digoxina:* la administración simultánea de 500 mg de bosentan, dos veces al día, durante 7 días produjo una disminución en el AUC, Cmax y Cmin de digoxina en un 12%, 9% y 23%, respectivamente. El mecanismo de esta interacción puede ser la inducción de la P glicoproteína. Es poco probable que esta interacción tenga relevancia clínica. *Epoprostenol:* los datos (de carácter limitado) obtenidos en un estudio (AC-052-356, BREATHE-3) en el que 10 pacientes pediátricos recibieron, de forma combinada, Tracleer y epoprostenol muestran que, tanto tras la administración de dosis única como

TRARTESSFP2008

de dosis múltiples, los valores de Cmax y AUC de bosentan fueron similares en pacientes con o sin infusión continua de epoprostenol (ver sección Propiedades farmacodinámicas). *Rifampicina:* en 9 sujetos sanos, la administración concomitante de Tracleer, 125 mg dos veces al día durante 7 días, y rifampicina, un potente inductor del CYP2C9 y CYP3A4, produjo un descenso en las concentraciones plasmáticas de bosentan de un 58%, y de casi un 90% de disminución. En consecuencia, es previsible que el efecto de bosentan se vea significativamente reducido cuando se administra concomitantemente con rifampicina. No se dispone de datos acerca de otros inductores del CYP3A4 como, por ejemplo, carbamazepina, fenobarbital, fenitoína y hierba de San Juan (hipérico), aunque se prevé que su administración concomitante induzca una reducción de la exposición sistémica a bosentan. No es posible excluir una reducción clínicamente significativa de la eficacia. *Sildenafilo:* la administración concomitante de 125 mg de Tracleer dos veces al día (en estado estacionario) y 80 mg de sildenafilo tres veces al día (en estado estacionario), a voluntarios sanos durante 6 días, dio lugar a un descenso del 63% en el AUC de sildenafilo y a un aumento del 50% en el AUC de bosentan. Se recomienda precaución en caso de administración concomitante. **Embarazo y lactancia.** *Embarazo* Estudios realizados en animales han demostrado toxicidad reproductora (teratogénesis, embriotoxicidad). Los datos sobre el uso de Tracleer en mujeres embarazadas son limitados. El riesgo potencial para el ser humano sigue siendo desconocido. Tracleer está contraindicado en el embarazo (ver sección Contraindicaciones). *Uso en mujeres en edad fértil.* Antes de iniciar el tratamiento con Tracleer en mujeres en edad fértil se debe descartar el embarazo, se les debe aconsejar adecuadamente sobre métodos anticonceptivos fiables y se debe haber comenzado a utilizar un método anticonceptivo seguro. Los pacientes y los médicos prescriptores deben tener en cuenta que, debido a las potenciales interacciones farmacocinéticas, Tracleer puede hacer que los tratamientos anticonceptivos hormonales sean ineficaces (ver sección Interacción con otros medicamentos y otras formas de interacción). Por consiguiente, las mujeres en edad fértil no deben usar métodos anticonceptivos hormonales (incluidas las formas orales, inyectables, transdérmicas, e implantables) como único método anticonceptivo, sino que deberán utilizar otro método adicional o un método anticonceptivo alternativo que sea fiable. Si existe alguna duda sobre el método anticonceptivo a usar en un paciente concreto, se recomienda consultar con un ginecólogo. Debido al posible fallo de los tratamientos anticonceptivos hormonales durante el tratamiento con Tracleer, y teniendo en cuenta el riesgo de que la hipertensión pulmonar empeore gravemente con el embarazo, se recomienda realizar pruebas de embarazo mensuales durante el tratamiento con Tracleer para permitir una detección precoz del mismo. Por consiguiente, las mujeres en edad fértil no deben usar métodos anticonceptivos hormonales (incluidas las formas orales, inyectables, transdérmicas, e implantables) como único método anticonceptivo, sino que deberán utilizar otro método adicional o un método anticonceptivo alternativo que sea fiable. *Uso durante la lactancia.* Se desconoce si bosentan se excreta en la leche humana. No se recomienda la lactancia durante el tratamiento con Tracleer. **Efectos sobre la capacidad para conducir y utilizar máquinas.** No se han realizado estudios de los efectos sobre la capacidad para conducir y utilizar máquinas. Tracleer puede causar mareos, los cuales pueden influir en la capacidad para conducir vehículos o manejar de máquinas. **Reacciones adversas.** *Hallazgos procedentes de ensayos controlados con placebo* En ocho ensayos controlados con placebo, seis de los cuales fueron en indicaciones no relacionadas con hipertensión arterial pulmonar, un total de 677 pacientes recibieron tratamiento con bosentan a una dosis diaria que osciló entre los 100 mg y los 2000 mg, y 288 pacientes fueron tratados con placebo. La duración del tratamiento osciló entre 2 semanas y 6 meses. Las reacciones adversas que aparecieron con mayor frecuencia en los pacientes a los que se administró bosentan (≥ 3% en los pacientes tratados con bosentan, con una diferencia de ≥ 2%) que en los que recibieron placebo fueron cefalea (15,8% vs 12,8%), rubor facial (6,6% vs 1,7%), trastornos de la función hepática (5,9% vs 2,1%), edema de extremidades inferiores (4,7% vs 1,4%) y anemia (3,4% vs 1,0%), y todas ellas fueron dosis-dependientes. *Ensayos controlados con placebo en HAP primaria (idiopática/familiar) y en HAP asociada a enfermedades del tejido conjuntivo.* En la tabla siguiente se resumen las reacciones adversas ocurridas en ≥ 3% de los pacientes tratados con Tracleer (125 y 250 mg dos veces al día) en ensayos en fase 3 controlados con placebo en hipertensión arterial pulmonar, y que fueron más frecuentes en estos pacientes. A la dosis de mantenimiento recomendada, o doble de la misma (es decir, 125 o 250 mg dos veces al día), las reacciones adversas que se produjeron con más frecuencia con Tracleer que con placebo (≥ 3% de los pacientes tratados con Tracleer, con una diferencia ≥ 2%) fueron infección del tracto respiratorio superior, hipotensión y anemia. Las reacciones adversas que se produjeron en ≥ 1% y < 3% de estos pacientes, y con más frecuencia con Tracleer que con placebo (diferencia de ≥ 2%) fueron incremento de las enzimas hepáticas (2,7% en Tracleer versus 0% en placebo) y rubor facial (2,5% en Tracleer versus 0,6% en placebo). Las interrupciones del tratamiento debidas a reacciones adversas, durante los ensayos clínicos en pacientes con hipertensión arterial pulmonar, a dosis de 125 y 250 mg dos veces al día, ocurrieron con la misma frecuencia (5,8%) en los pacientes tratados con bosentan que en los tratados con placebo. *Ensayo clínico controlado con placebo en HAP asociada a cardiopatías congénitas (BREATHE-5).* El perfil de seguridad de Tracleer en esta población fue similar al observado en los ensayos pivotales en pacientes con HAP. Las reacciones adversas que tuvieron lugar en mayor proporción en pacientes tratados con Tracleer, 62,5 mg dos veces al día durante cuatro semanas, seguido por 125 mg dos veces al día (n = 37), que en aquellos que recibieron placebo (n = 17) fueron edema periférico (18,9% vs. 5,9%), cefalea (13,5% vs. 11,8%), palpitaciones (10,8% vs. 0%), mareos (8,1% vs. 5,9%) y dolor torácico (8,1% vs. 0%). Cuatro pacientes interrumpieron el tratamiento debido a reacciones adversas, dos (5,4%) en el grupo bosentan y dos (11,8%) en el grupo placebo. *Estudio no controlado en pacientes con HAP asociada a infección por el VIH (BREATHE-4).* El perfil de seguridad en esta población (n = 16) cuando fueron tratados con Tracleer 62,5 mg dos veces al día durante cuatro semanas, seguido por 125 mg dos veces al día, fue similar al observado en los ensayos clínicos pivotales en pacientes con HAP. Las reacciones adversas más frecuentes fueron el edema periférico (31%), cefalea (19%), alteración de la función hepática (13%), calambres musculares (13%), retención de líquidos (13%) y vómitos (13%). En algunos pacientes se observaron alteraciones hematológicas (anemia y disminución del número de neutrófilos) (ver sección Advertencias y precauciones especiales de empleo). *Ensayos controlados con placebo en úlceras digitales.* En la tabla siguiente se resumen las reacciones adversas ocurridas en ≥ 3% de los pacientes tratados con Tracleer (125 mg dos veces al día) en los dos ensayos fundamentales controlados con placebo en úlceras digitales, y que fueron más frecuentes en los pacientes tratados con Tracleer. **Alteraciones analíticas.** *Alteraciones analíticas hepáticas* El empleo de bosentan se ha asociado con una elevación dosis-dependiente de las aminotransferasas hepáticas, es decir, aspartato aminotransferasa y alanina aminotransferasa. Durante el desarrollo clínico, los cambios en los enzimas hepáticos se produjeron generalmente en las 26 primeras semanas del tratamiento, y normalmente se desarrollaron de manera paulatina y fueron en su mayoría asintomáticos. En todos los casos los niveles regresaron a los valores previos al tratamiento, sin secuelas, entre pocos días y 9 semanas, bien de manera espontánea o tras reducir la dosis o interrumpir el tratamiento. En el periodo post-comercialización, se han notificado casos raros de cirrosis hepática e insuficiencia hepática (ver sección Reacciones adversas). No está claro el mecanismo por el que aparece este efecto adverso. Estos aumentos en las aminotransferasas pueden revertir espontáneamente mientras se continúa el tratamiento con la dosis de mantenimiento de Tracleer, o después de reducir la dosis, aunque puede ser necesaria la interrupción o suspensión del tratamiento (ver sección Advertencias y precauciones especiales de empleo). En los ocho ensayos controlados con placebo, seis de los cuales se realizaron en indicaciones distintas a la hipertensión arterial pulmonar, se observaron elevaciones de los niveles de las aminotransferasas hepáticas en más de 3 veces el límite superior de la normalidad (ULN) en el 11,2% de los pacientes tratados con bosentan, comparado con el 1,8% de los pacientes tratados con placebo. En 2 de los 658 (0,3%) pacientes tratados con bosentan se observaron elevaciones de bilirrubina > 3 × ULN asociadas con elevación de las aminotransferasas (> 3 × ULN). Nueve de los 74 pacientes tratados con bosentan que mostraban elevaciones de las aminotransferasas hepáticas (> 3 × ULN), también mostraban síntomas tales como dolor abdominal, náuseas/vómitos y fiebre. En ensayos en pacientes con hipertensión arterial pulmonar, la incidencia de elevaciones de las aminotransferasas hepáticas (> 3 × ULN) fue del 12,8% en los tratados con bosentan (n = 257), del 12,3% en los tratados con 125 mg dos veces al día y del 14,3% en los tratados con 250 mg dos veces al día. Se observaron elevaciones de ocho veces los límites superiores de la normalidad en el 3,7 % de pacientes con hipertensión arterial pulmonar tratados con 125 mg dos veces al día y en el 7,1% de pacientes con hipertensión arterial pulmonar tratados con 250 mg dos veces al día. En los dos estudios en pacientes con úlceras digitales la incidencia de elevaciones de las aminotransferasas hepáticas (> 3 x LSN) fue de 11.3 % en los pacientes tratados con bosentan (N=168) comparado con el 0.8% en los pacientes tratados con placebo (N=129). Se observaron elevaciones > a 8 x LSN en el 2,4 % de los pacientes con úlceras digitales tratados con bosentan. *Hemoglobina* El descenso medio en la concentración de hemoglobina desde el periodo basal hasta la finalización del ensayo en pacientes tratados con bosentan fue de 0,9 g/dl, siendo de 0,1 g/dl en los tratados con placebo. En ocho ensayos controlados con placebo se observó un descenso clínicamente relevante en la hemoglobina (descenso > 15% con respecto los valores basales y valor resultante < 11 g/dl) en el 5,6% de los pacientes tratados con bosentan, comparado con el 2,6% en los pacientes tratados con placebo. En pacientes con hipertensión arterial pulmonar tratados con dosis de 125 y 250 mg dos veces al día, se observaron descensos clínicamente relevantes de la hemoglobina en el 3,0% y 1,3% de los pacientes tratados con bosentan y placebo, respectivamente. En los dos ensayos en pacientes con úlceras digitales, se observó una disminución de los niveles de hemoglobina clínicamente significativa (disminución desde el valor basal que produjo valores de hemoglobina < 10 g/dl) en 4,2 % de los pacientes tratados con bosentan (N=167) comparado con el 3,1% en los pacientes tratados con placebo (N=129). En el periodo post comercialización, se han notificado casos de anemia que han requerido transfusión de glóbulos rojos (ver sección Reacciones adversas). *Experiencia post-comercialización* La mayoría de las reacciones adversas notificadas durante el periodo post comercialización han sido similares a las notificadas durante los ensayos clínicos. Las reacciones adversas se agrupan según su frecuencia, de acuerdo con la siguiente convención: muy frecuentes (≥ 1/10); frecuentes (≥ 1/100, < 1/10); poco frecuentes (≥ 1/1.000, < 1/100); raras (≥ 1/10.000, <≤ 1/1.000); muy raras (< 1/10.000). Trastornos gastrointestinales • Frecuentes: náuseas • Poco frecuentes: vómitos, dolor abdominal, diarrea. **Trastornos hepatobiliares** • Poco frecuentes: elevación de aminotransferasas asociada a hepatitis y/o ictericia • Raras: cirrosis hepática, insuficiencia hepática. **Trastornos de la piel y del tejido subcutáneo** • Poco frecuentes: reacciones de hipersensibilidad, incluidas dermatitis, prurito y erupciones cutáneas. **Sistema inmunológico** • Raras: anafilaxis y/o angioedema. **Trastornos de la sangre y del sistema linfático:** • Frecuentes: Anemia o disminución de hemoglobina, requiriendo alguna vez de transfusión de células rojas (ver sección Advertencias y precauciones especiales de empleo) • Poco frecuentes: trombocitopenia. En el periodo post-comercialización, se han notificado casos raros de cirrosis hepática de etiología desconocida después de terapia prolongada con Tracleer, en pacientes con múltiples comorbilidades y tratamientos farmacológicos. También se han notificado casos raros de insuficiencia hepática. Estos casos refuerzan la importancia de realizar un estricto cumplimiento del programa mensual de monitorización de la función hepática durante el tratamiento con Tracleer (ver sección Advertencias y precauciones especiales de empleo). **Sobredosis.** Se ha administrado bosentan en dosis única de hasta 2400 mg a voluntarios sanos y de hasta 2000 mg/día durante 2 meses a pacientes con otra enfermedad distinta a la hipertensión pulmonar. El efecto secundario más común fue cefalea de intensidad leve a moderada. La sobredosis masiva puede provocar una hipotensión marcada que requerirá soporte cardiovascular activo. En el periodo post-comercialización se ha notificado la toma de una sobredosis de 10000 mg de Bosentan por un paciente adolescente varón. El paciente presentó síntomas de náuseas, vómitos, hipotensión, mareos, sudoración y visión borrosa, recuperándose completamente durante las primeras 24 horas con soporte de presión sanguínea. Nota: bosentan no se elimina a través de la diálisis. **DATOS FARMACÉUTICOS. Lista de excipientes.** *Núcleo del comprimido:* Almidón de maíz. Almidón pregelatinizado. Glicolato sódico de almidón. Povidona. Dibehenato de glicerol. Estearato de magnesio. *Cubierta pelicular:* Hipromelosa. Triacetato de glicerol. Talco. Dióxido de titanio (E171). Óxido de hierro amarillo (E172). Óxido de hierro rojo (E172). Etilcelulosa. **Incompatibilidades.** No procede. **Precauciones especiales de conservación.** No conservar a temperatura superior a 30°C. **Precauciones especiales de eliminación.** Ninguna especial. **TITULAR DE LA AUTORIZACIÓN DE COMERCIALIZACIÓN.** Actelion Registration Ltd. BSI Building 13th Floor, 389 Chiswick High Road, Londres W4 4AL, Reino Unido. **NÚMEROS DE AUTORIZACIÓN DE COMERCIALIZACIÓN** EU/1/02/220/001.EU/1/02/220/002.EU/1/02/220/003. **FECHA DE LA PRIMERA AUTORIZACIÓN/RENOVACIÓN DE LA AUTORIZACIÓN.** Fecha de la primera autorización: 15 de mayo de 2002. Fecha de la renovación: 15 de mayo de 2007. **FECHA DE LA REVISIÓN DEL TEXTO.** Julio de 2008. **PRESENTACIONES Y PVP (IVA4).** Tracleer 62,5 mg, envase con 56 comprimidos recubiertos con película. C.N. 759928H: 2318.94 €. Tracleer 125 mg envase con 56 comprimidos recubiertos con película, C.N. 759936 H: 2318.94 € **COMERCIALIZADO EN ESPAÑA POR.** Actelion Pharmaceuticals España, S.L. Via Augusta 281, 3º B, 08017 – Barcelona. **REGIMEN DE PRESCRIPCIÓN Y DISPENSACIÓN.** Medicamento sujeto a prescripción médica. Uso hospitalario. **CONDICIONES DE PRESTACIÓN FARMACÉUTICA DEL S.N.S.** Medicamento financiado por el S.N.S. *La información detallada de este medicamento está disponible en la página web de la Agencia Europea del Medicamento (EMEA): http://www.emea.europa.eu/ Consulte la Ficha Técnica completa antes de prescribir este producto. Para información adicional, por favor contacte con el Departamento Científico de Actelion llamando al 932531064.*

---

**Reacciones adversas ocurridas en ≥ 3% de los pacientes, y con más frecuencia en pacientes tratados con Tracleer (125 mg dos veces al día), en ensayos controlados con placebo en úlceras digitales.**

| Sistema corporal / Reacción adversa | Placebo N = 133 No. | % | Tracleer (todos) N = 175 No. | % |
|---|---|---|---|---|
| **Infecciones e infestaciones** | | | | |
| Úlcera cutánea infectada | 8 | 6% | 15 | 9% |
| Infección del tracto urinario | 3 | 2% | 7 | 4% |
| **Trastornos vasculares** | | | | |
| Rubor facial | 2 | 2% | 6 | 3% |
| **Trastornos respiratorios, torácicos y mediastínicos** | | | | |
| Disnea | 3 | 2% | 5 | 3% |
| **Trastornos gastrointestinales** | | | | |
| Diarrea | 10 | 8% | 16 | 9% |
| Reflujo gastrointestinal | 2 | 2% | 8 | 5% |
| Dolor abdominal | 1 | 1% | 6 | 3% |
| Estreñimiento | 1 | 1% | 6 | 3% |
| **Trastornos de la piel y tejido subcutáneo** | | | | |
| Eritema | 2 | 2% | 16 | 9% |
| Dermatitis | 2 | 2% | 12 | 7% |
| **Trastornos del sistema musculoesquelético** | | | | |
| Dolor en extremidad | 7 | 5% | 10 | 6% |
| Dolor de espalda | 4 | 3% | 7 | 4% |
| **Trastornos generales y en la zona de administración** | | | | |
| Edema periférico | 6 | 5% | 24 | 14% |
| Deterioro del edema periférico | 0 | 0% | 5 | 3% |
| Fatiga | 3 | 2% | 5 | 3% |
| **Exploraciones** | | | | |
| Aumento de aspartato aminotransferasa | 2 | 2% | 11 | 6% |
| Aumento de alanina aminotransferasa | 1 | 1% | 11 | 6% |
| Función hepática anormal | 0 | 0% | 8 | 5% |

**Nota:** solamente se incluyen reacciones adversas que aparecieron desde el comienzo del tratamiento hasta 1 día de calendario después de finalizar el tratamiento. Un paciente puede presentar más de una reacción adversa.

---

**Reacciones adversas ocurridas en ≥ 3% de los pacientes, y con más frecuencia en pacientes tratados con Tracleer (125 y 250 mg dos veces al día), en ensayos controlados con placebo en hipertensión arterial pulmonar**

| Sistema corporal / Reacción adversa | Placebo N = 172 No. | % | Tracleer (todos) N = 258 No. | % |
|---|---|---|---|---|
| **Infecciones e infestaciones** | | | | |
| Infección del tracto respiratorio superior | 11 | 6.4% | 24 | 9.3% |
| Nasofaringitis | 14 | 8.1% | 24 | 9.3% |
| Infección del tracto respiratorio | 5 | 2.9% | 9 | 3.5% |
| Sinusitis | 4 | 2.3% | 9 | 3.5% |
| **Trastornos de la sangre y del sistema linfático** | | | | |
| Anemia | | | 8 | 3.1% |
| **Trastornos del sistema nervioso** | | | | |
| Cefalea | 25 | 14.5% | 39 | 15.1% |
| Síncope | 7 | 4.1% | 12 | 4.7% |
| **Trastornos cardiacos** | | | | |
| Palpitaciones | 3 | 1.7% | 9 | 3.5% |
| **Trastornos vasculares** | | | | |
| Rubor facial | 5 | 2.9% | 10 | 3.9% |
| Hipotensión | 3 | 1.7% | 10 | 3.9% |
| **Trastornos musculoesqueléticos y del tejido conjuntivo** | | | | |
| Artralgia | 3 | 1.7% | 9 | 3.5% |
| **Trastornos generales y alteraciones en el lugar de administración** | | | | |
| Edema periférico | 13 | 7.6% | 20 | 7.8% |
| Dolor torácico | 8 | 4.7% | 13 | 5.0% |
| Edema | 4 | 2.3% | 8 | 3.1% |
| **Investigaciones** | | | | |
| Prueba anormal de función hepática | 3 | 1.7% | 9 | 3.5% |

**Nota:** solamente se incluyen acontecimientos adversos que se manifiestan desde el comienzo del tratamiento hasta 1 día de calendario después del tratamiento. Un paciente puede presentar más de un acontecimiento adverso.

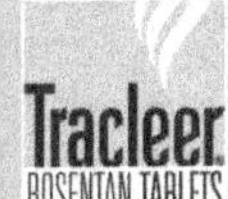


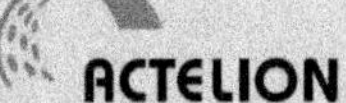


Creative Science for Advanced Medicine
Actelion Pharmaceuticals España, S.L.
Via Augusta 281, 3º B - 08017 Barcelona
Tel.: 93 253 10 64 - Fax: 93 418 60 97
www.actelion.com

www.ingramcontent.com/pod-product-compliance
Lightning Source LLC
LaVergne TN
LVHW080430200726
843507LV00004B/760